科学健身指导丛书

高血压病人群健身指南

国家体育总局　编

人民体育出版社

图书在版编目(CIP)数据

高血压病人群健身指南 / 国家体育总局编 . –北京：人民体育出版社，2011 （2017.9.重印）
（科学健身指导丛书）
ISBN 978-7-5009-4105-7

Ⅰ.①高…　Ⅱ.①国…　Ⅲ.①高血压–病人–健身运动–指南
Ⅳ.①R544.1-62②G883-62

中国版本图书馆 CIP 数据核字（2011）第 161092 号

*

人民体育出版社出版发行
中国铁道出版社印刷厂印刷
新 华 书 店 经 销

*

787×960　16 开本　8 印张　110 千字
2011 年 9 月第 1 版　2017 年 9 月第 4 次印刷
印数：13,001—15,000 册

*

ISBN 978-7-5009-4105-7
定价：35.00 元

社址：北京市东城区体育馆路 8 号（天坛公园东门）
电话：67151482（发行部）　　邮编：100061
传真：67151483　　　　　　　邮购：67118491
网址：www.sportspublish.cn
（购买本社图书，如遇有缺损页可与邮购部联系）

序

　　1995年6月20日，国务院颁布《全民健身计划纲要》，自此，我国的群众体育事业驶入了健康、快速的发展轨道，亲民、便民、利民的全民健身服务体系造福千家万户，广大人民群众以极大的热情投身全民健身行列，汇聚成汹涌澎湃的健身世纪潮。《纲要》实施十五年来，我国城乡居民的健身意识普遍增强，群众性体育健身活动广泛开展，国民体质状况逐步改善，具有中国特色的全民健身体系基本建成。特别是北京奥运会后，胡锦涛总书记提出了进一步推动我国由体育大国向体育强国迈进的宏伟目标，2009年国务院批准设立"全民健身日"并颁布施行《全民健身条例》，为进一步推进全民健身事业取得跨越式发展、努力建设体育强国奠定了基础。

　　为统筹规划新时期全民健身事业的发展蓝图，今年2月，国务院印发了《全民健身计划（2011—2015年）》，就"十二五"时期加快发展全民健身事业，使广大人民群众充分享受体育健身带来的快乐，强健身心，提升幸福指数，促进人的全面发展，丰富群众的精神文化生活提出了一系列的方针政策和措施。新周期的《全民健身计划》明确将"深入开展全民健身宣传教育"作为重要工作措施之一，提出要通过"播发公益广告、宣传片、宣传画，出版科普图书、音像制品，普及知识，提高公民科学健身素养"。为落实这一措施，在有关部门的共同努力下，这套凝聚众多专家学者心血、旨在推动大众科学健身的《科学健身指导丛书》于今天面世了。

　　实施全民健身计划，增强全民身体素质，是一项利国利民、功在当代、利在千秋的宏伟事业，工作千头万绪，手段多

种多样，但归其根本，我们在倡导全民健身的过程中要牢牢把握两条原则：生命在于运动，运动要讲科学。

我们这里所指的运动，是人民群众日常生活中以增进身心健康为目的、以身体活动为主要手段的体育健身活动，也就是俗称的体育锻炼。从人体本身来讲，只有不断的运动，才能保持生命的活力，更好地创造物质和精神财富，推动人类社会不断向前发展。自古以来，人们就不断研究和探索体育锻炼对人自身发展的作用和意义，在奥林匹克运动的故乡希腊，奥林匹亚阿尔菲斯河岸的岩壁上至今还保留着古希腊人的一段格言：如果你想聪明，跑步吧！如果你想强壮，跑步吧！如果你想健康，跑步吧！中国早在黄帝时期，即以"角骶、击剑、射御、蹴鞠、捶丸等体育活动来训练青年，而唐尧、虞舜、夏、商、周亦以拳术、投壶、剑术、弓矢、击壤等体育活动来强健国人体魄。可以说，从古至今，人类社会关于体育锻炼对人的身体、精神乃至对整个社会所产生积极作用的论述可谓汗牛充栋，现代社会更是将体育锻炼的综合价值和多元功能发挥得淋漓尽致。因此，我们在推广全民健身计划过程中，首先要号召广大人民群众积极参与健身、享受健身乐趣，体会生命在于运动的真正意义之所在。

在强调运动对于强健人类体魄具有重要作用的同时，我们还必须注重科学运动的重要性。每个人的性别、年龄、身体条件不同，健身项目、时间、运动量等也要因人而异，如果不尊重科学、不因人因地制宜，则健身效果不但不好，甚至会给身体带来伤害。随着现代科学技术特别是生理学、生物力学、营养学、医学、社会学等的发展，人们对体育锻炼的机理、功能和价值有了更清晰、更科学的认识，把这些认识用浅显易懂的语言表达出来，用于指导群众的体育健身活动是全民健身计划实施过程中的一项重要工作。本套丛书以全国群众体育现状调查、国民体质监测和国民健身指导系统等体育科研成果为基础，从健身机能评价出发，传授运动健身知识，使读者能够自主制订健身计划、身体力行，主动参与运动，进而达到增强体质和健康水平的目的，使运动健身成为生活中不可或缺的一部分。

　　丛书采取图文并茂、通俗易懂的形式进行编写，以满足群众增加科学健身知识，提高科学健身理念的需求，具有较强的科普性、实用性和通俗性，重在指导，便于操作，适用于不同人群在运动健身中作为参考。希望本套丛书的出版能为广大体育健身爱好者提供切实可行的健身指导，吸引更多的群众加入到全民健身的行列，为增强全民族身体素质做出应有的贡献。

2011年8月8日

《高血压病人群健身指南》
编写人员名单

主　编

　　王正珍　北京体育大学

编　委

　　王正珍　北京体育大学

　　张献博　北京大学医学部

前　言

　　高血压病的发病率近年来增势加快，我国18岁以上高血压患病率是18.8％，并呈现明显低龄化趋势。人们不禁要问为什么？原因当然有很多，其中不良生活方式是重要原因之一。可以明确地告诉大家，静坐少动的生活方式是高血压病发生的重要原因。如果高血压病人群能够科学地参加健身运动，将对高血压病有显著的缓解作用。同样没有发生高血压病的人积极参加健身运动能够有效地预防高血压病。

　　在大多数情况下，健身运动对高血压病防和治起着至关重要的作用。人们知道健身运动很重要，对健康能够产生积极的影响。然而，哪些高血压病人能够参加健身运动？参加健身运动前需要做哪些准备？高血压病人群在运动中血压是升高还是下降？有无变化规律？何种方式、强度、频率的运动能使病人获益最多？高血压病人群不能从事哪些运动？运动后血压能下降多少？血压下降能维持多长时间？高血压病人群在什么情况下不能运动？健身运动能够代替降压药吗？如果不明白这些问题，只是简单"多锻炼、少吃饭"，没有按照个人的具体情况系统地安排运动计划，不仅不能从健身运动中获益，还可能危害健康。

　　针对高血压病人群在健身运动中可能遇到的上述问题，在《健身科学指导丛书》编委会的指导下，由北京体育大学运动人体科学学院王正珍教授担任主编，参考大量国内外关于高血压与运动的研究资料编写而成。其中北京大学医学部张献博博士编写第一章，王正珍教授编写第二章、第三章、第四章和第五章。北京体育大学李雪梅博士负责本书的摄影和图片制作。北京老年医院医师孙全义和北京体育大学硕士刘佳参加文献收集工作。

　　本书在简要介绍高血压病的基础上，重点介绍了高血压病人群的身体素质特点、适当运动的降血压作用、降血压的适宜运动，还介绍了运动方式、运动强度、运动时间等运动元素对血压的影响，高血压病人群健身锻炼前的准备以及如何制订"用运动

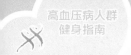

降血压"的行动计划，列举了高血压病人群"运动降血压"计划示例。本书还向高血压病人群提出了饮食建议，包括合理摄入热能物质、健康的饮食方式、合理膳食成分、适用于高血压病人群的食物和少吃或不宜吃的食物等。希望随着"用运动降血压"的行动计划和合理膳食建议的实施，高血压病人群从中获得的益处逐渐显现，享受充实而积极的生活！

全书编写中体现新颖性、权威性、科学性、实用性，尽可能科普化，密切与大众健身实践相结合，使本书成为运动医学工作者、运动人体科学专业的研究生、本科生、健身指导员和健身锻炼者在健身运动中的重要参考书。

由于编写时间仓促，水平有限，不妥之处，敬请指正，以便再版修正。

王正珍

2011年8月

目 录

第一章

什么是高血压

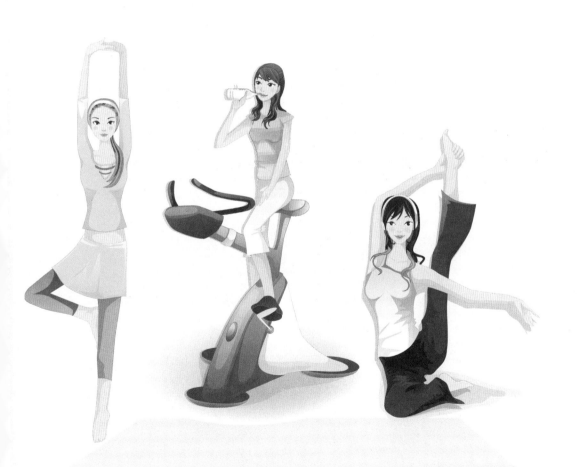

原发性高血压（以下简称高血压病）的发病率近年来增势加快，我国18岁以上高血压患病率是18.8%，并呈现明显低龄化趋势。2002年全国居民营养与健康调查显示，我国人群高血压的知晓率、治疗率和控制率仅分别为30%、25%和6%，意味着我国高血压人群中不知道自己患高血压的占70%。这些年来，经过政府和社会各界的共同努力，尤其是新医改政策的落实，居民健康档案的建立，人群高血压的知晓率、治疗率及控制率有所提高。据估测分别达到35%、30%和8%～10%。但总体上讲仍处于较低水平。只有知道自己的血压水平，知道自己患高血压，才能提高高血压的治疗率和控制率。高血压病的年轻化趋势引人注意，二三十岁的高血压病人显著增加，2002年全国营养与健康调查结果显示，中国30～60岁人群的高血压患病率为22.2%（30～39岁、40～49岁、50～60岁人群高血压的患病率分别是9.9%、22.2%和36.4%）。调查结果还显示中青年人群高血压的知晓率、治疗率和控制率比老年人群还低。农村人口的知晓率、治疗率和控制率比城市居民低。城市居民的患病率高于全国水平。高血压病患病率的攀升与现代人的生活方式中很多不良习惯有关！怎样才能认清和预防这种疾病呢？

高血压指以体循环收缩压和（或）舒张压持续升高为主要临床表现的伴有或不伴有多种心血管危险因素的综合征，通常简称为高血压。分为原发性高血压（又称高血压病，95%）和继发性高血压（<5%）。高血压是多种心、脑血管疾病的重要病因和危险因素，影响重要脏器，如心、脑、肾的结构与功能，最终导致这些器官的功能衰竭。迄今高血压仍是心血管疾病死亡的主要原因之一，被称为影响人类健康的"无声杀手"。

高血压是导致心脏病、脑血管病、肾脏疾病发生和死亡的最主要的危险因素，是全球人类最常见的慢性病。我国居民高血压患病率持续增长，高血压病人每年以700万的速度增加，估计现患高血压的病人达2亿人。每10个成人中就有2人患有高血压。但是高血压知晓率仅为30%，有效控制率仅为8%。心脑血管病导致的死亡居我国居民死亡原因首位，已成为威胁我国居民健康的重大疾病。心脑血管病的发生和死亡一半以上与高血压有关，控制高血压是防治心脑血管病的关键。

有研究表明，采取健康生活方式，可减少55%的高血压发病率。对高血压进行早期和规律治疗，就可使高血压的严重并发症再减少50%，也就是说75%的高血压及其并发症是可以预防和控制的。据调查，60%以上的脑中风是由高血压引起的。所以，一定要重视高血压的预防和治疗。

第一节　血液循环系统与血压

血压是基本生命体征之一，是血液循环系统的基本指标之一。血液循环系统是血液在体内流动的通道，分为心血管系统和淋巴系统两部分。淋巴系统是静脉系统的辅助装置。血液循环系统由血液、血管和心脏组成。

一、心脏

心脏是一个中空的器官，心似倒置的圆锥体，其大小稍大于本人的拳头，重约260克。心脏内部分为四个腔体。上部两个为心房，由房中隔分为左心房和右心房；下部两个为心室，由室中隔分为左心室和右心室。左右心房之间，左右心室之间互不相通，而心房与心室之间有房室口相通。

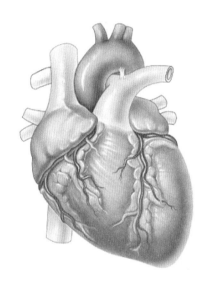

心脏的传导系统和血液供应对保证心脏正常活动具有重要作用：①心传导系统。它是由特殊的心肌纤维所构成，能产生并传导冲动，使心房肌和心室肌协调地、规律地进行收缩。从而维持心脏收缩的正常节律。②心脏的血管。心脏的动脉为发自升主动脉的左、右冠状动脉，其静脉最终汇集成冠状静脉窦开口于右心房。供给心脏本身的血液循环叫冠状循环。

心肌组织具有兴奋性、传导性、自律性和收缩性四种生理特性。心肌细胞分为两大类：一类是普通的心肌细胞，又称工作细胞，包括心房肌和心室肌，有收缩性、兴奋性、传导性，无自律性，是非自律细胞；另一类是组成特殊传导系统的心肌细胞，主要包括窦房结细胞和浦肯野细胞，具有兴奋性、自律性和传导性，又称自律细胞，其收缩性基本消失。

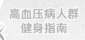
心脏具有自动节律性，同时心脏也受大脑和神经的支配。在日常生活中，当我们遇到紧张和恐惧的事件时，心率会突然加快，面色会突然变白或变红，这是因为心脏的活动也受着神经系统支配的缘故。

心脏具有的抽吸和射血功能。影响心脏的泵血功能的因素有心脏前负荷、心脏后负荷、心肌收缩力、心率等。影响心脏后负荷的因素包括心输出量、心率、外周阻力、动脉壁弹性及循环血量。

二、动脉血压及其影响因素

动脉血压指血液对血管壁的侧压力。很容易理解，就像我们用手去按压墙壁的时候我们给墙壁一个压力，在我们给墙壁压力的时候，首先我们要有力量，其次还要墙壁有一定的坚硬度。我们给墙壁的压力相当于血液给动脉壁的压力即血压，而墙壁的坚硬度则表示动脉壁的弹性。

一般指的动脉血压为主动脉压，通常以肱动脉压反映主动脉压。收缩压和舒张压的差值为脉压。一个心动周期中每一瞬间动脉血压的平均值称为平均动脉压。粗略估算，平均动脉压 = 舒张压 + 1/3脉压。影响动脉压高低的因素有：

（一）每搏输出量

当外周阻力和心率相对恒定时，每搏输出量，即每次心脏收缩输出的血量多少决定收缩压高低及脉压大小。每搏输出量增多，收缩压增高，脉压增大；反之，收缩压降低，脉压变小。

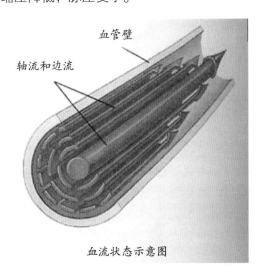

血管壁

轴流和边流

血流状态示意图

血液在血管中运行如滔滔江水在河道中川流不息，河道中的江水在源头动力的作用下安全有序地进入大海。血液在心脏中接受了奔流到全身的动力，并且有了足够充盈的数量，这是产生血压的前提，血液充盈血管的程度可以用循环系统平均充盈压表示，两者呈正相关。

（二）心率

　　心率增快可使舒张压的增高大于收缩压的增高，脉压变小。当每搏输出量及外周阻力不变时，心率增快，每分输出量增多，收缩压一定程度增高。同时，由于舒张期缩短，在心舒期流至外周的血液明显减少，舒张期末主动脉内存留血量增多，舒张压明显增高，以致脉压降低。

（三）外周阻力

　　外周阻力增高可使舒张压增高大于收缩压增高，脉压变小。当每搏输出量及心率不变时，在心脏收缩期，动脉血压增高使血流加快，收缩压一定程度增高；在舒张期，由于外周阻力加大，血液向外周流动速度减慢，舒张期末存留在主动脉的血量增多，舒张压明显升高，脉压变小。在一般情况下，舒张压的高低主要反映外周阻力的大小。

　　影响外周阻力的因素：①阻力血管口径。当口径小时，外周阻力大；反之，外周阻力小。小动脉、细动脉是阻力血管，对血流有着较高的阻

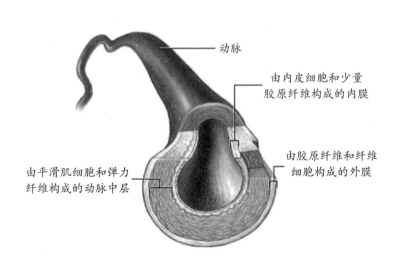

力。②血液黏滞度。全血黏滞度为水的4～5倍，由于血流阻力与黏滞度成正比，黏滞度愈高，外周阻力愈大。血液中有形成分与液体成分的比例，即红细胞比容（也叫红细胞压积，HCT）是决定黏滞度的主要因素，红细胞比容愈大，黏滞度愈高。另外，血液流动的方式也与外周阻力有关。在正常流向、正常流速时，血液呈层流状态，可分为边流和轴流，也就是说血液中的有形成分在血管的中轴流动，液体成分靠近血管壁流动。轴流的长轴和血管纵轴平行，红细胞旋转及相互间碰撞少，黏滞度低；当血流缓慢时使轴流扩大，边流变窄甚至消失，增加了血液有形成分与血管壁接触的机会，血液黏滞度增高。此外，吸烟、饮酒、高脂饮食均可增加血液黏滞度，血液黏滞度随温度的降低而升高。

（四）主动脉和大动脉的弹性贮器作用

左心室收缩的时候，血液从心脏冲入主动脉，其大动脉壁具有较大的可扩张性，一部分的能量推动搏出量的一部分流向外周，另一部分能量形成对管壁的侧压力，就是收缩压，也是血压的高值。并且血管扩张时，将搏出量剩下的势能形成贮存在被扩张的弹性贮器血管中。在心室舒张的时候，射血的动作停止，被扩张的弹性贮器血管弹性回缩，心脏收缩期贮存在血管壁上的势能一部分转化为动能，推动血液流向外周，使血管内的血液川流不息。另一部分势能继续形成对血管壁的侧压力，就是舒张压。让主动脉压在心舒张期仍能维持较高的水平。从这个过程可以看出，虽然心脏射血是不连续的，但动脉血流是连续的。当弹性贮器作用减弱时，动脉血压难被缓冲，近似心室内压的波动幅度，故血压波动幅度大，脉压变大。老年人或高血压病人的大动脉弹性下降常常导致脉压增大。

（五）血循环容量和全血量的比例

血循环容量是指心血管系统的容积，常随着血管的收缩或舒张发生变化。全血量是指血液循环系统内所含血液的总量。全血量相对恒定，如青年男子的全血量大约有5升。血循环容量和全血量相适应，产生一定的充盈压。若全血量降低（如大失血）或／和血管容积增大（如血管扩张），则动脉血压降低。

小知识

心脏的射血能力、心率、外周阻力和血液循环中充足的血量，是动脉血压形成的决定性因素。而大动脉的弹性作用又具有贮存能量、维持舒张压、保持血流连贯、缓冲动脉血压变化等作用。

第二节　　如何判断是否患有高血压

高血压是指动脉血管内压力超过正常值的异常现象。多年来，高血压一直被称为"无声的杀手"，因为它在发生发展的时候通常没有或很少有症状，因此血压水平是高血压的诊断治疗依据，而不是症状的有无或轻重。发现高血压最简单的方法是到医院请医生测一下血压，而且应该在不同时间至少测3次血压。另外，如果发现自己有头晕、头痛、失眠、多梦、记忆力下降或胸闷、心慌、四肢麻木等，应及时到医院就诊、测血压。但是有一些高血压病人没有任何不适，直到出现脑中风、冠心病、血尿、浮肿等，才检查出高血压。所以建议大家不要放弃任何体检的机会，应经常有规律地测血压，以便及时发现是否患有高血压。

高血压患病风险有以下一些因素，个人可以作一个判断。

- 高血压家族史
- 糖尿病或肾病
- 男性
- 年龄：35岁及35岁以上
- 吸烟
- 肥胖
- 长期口服避孕药
- 过量饮酒（男性每天纯酒精摄入量超过20克，女性超过15克）
- 静坐少动的生活方式（每周用于中等强度体力活动或健身锻炼的时间少于150分钟）

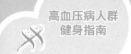
● 伴随的风险因素越多，高血压患病风险越大。即便早期高血压的临床表现不明显，也要警惕，做到经常测量血压。

一、血压的测量及说明

血压测量是诊断高血压及评估其严重程度的主要手段，目前主要用以下三种方法：

（一）诊所血压

诊所血压是目前临床诊断高血压和分级的标准方法，由医护人员在标准条件下按统一的规范进行测量。常规是使用定期校准的水银柱式血压计来测量。

（二）自测血压

对于评估血压水平及严重程度，评价降压效应，改善治疗依从性，增强治疗的主动参与，自测血压具有独特优点。且无"白大褂效应"（指有些人在穿白大褂的医生面前量血压时，量的数值就高的现象），可重复性较好。目前，病人家庭自测血压在评价血压水平和指导降压治疗上已经成为诊所血压的重要补充。然而，对于精神焦虑或根据血压读数常自行改变治疗方案的病人，不建议自测血压。

推荐使用符合国际标准（BHS和AAMI）的上臂式全自动或半自动电子血压计，正常上限参考值：135/85mmHg（1毫米汞柱=133.322帕）。应注意病人向医生报告自测血压数据时可能有主观选择性，即报告偏差，病人有意或无意选择较高或较低的血压读数向医师报告，影响医师判断病情和修改治疗。有记忆存储数据功能的电子血压计可克服报告偏差。血压读数的报告方式可采用每周或每月的平均值。对血压正常的人建议定期测量血压（20~29岁，每两年一次；30岁以上每年至少一次）。

不管是哪种测量，需要注意的就是测量手臂的位置要与心脏在同一水平，一般以右臂为准。如是坐位测量，将右臂放于桌子上，如是卧位将右臂外展45°角，听筒放于肘上约2厘米肱动脉搏动处，袖带偏上些（听筒不应塞进袖带）即可进行测量。被测者在测量前要歇息5分钟左右，以测量安静血压，还有一日内应测量3次，才能比较客观的评价血压的高低。血压计袖带应贴近上臂皮肤固定住，但不应感觉太紧以能伸入一指为宜。为了准确测量血压，个子较大的人需要用较宽的袖带，儿童或瘦小的人则需较窄的袖带。

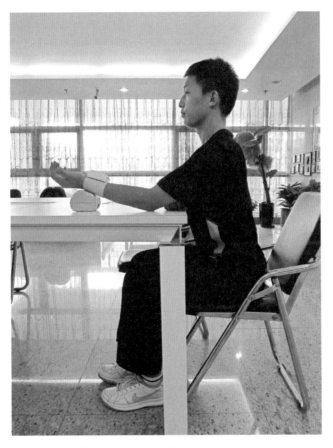

使用腕式血压计测血压的正确姿势

有几种因素可以影响血压测量的准确性。有些人在穿白大褂的医生面前测量出的血压读数明显升高，也就是所谓的"白大褂效应"，这可能与紧张有关。血压计袖带的宽窄也能影响血压测量结果，其影响率高达10%。所以家庭自测血压低于诊所血压，家庭自测血压135/85mmHg 相当于诊所血压140/90mmHg。在一天当中血压也会有变化，通常早上血压比较高，中午前后有些降低，傍晚和晚上略微上升。只有考虑到这些影响因素，才能准确判断你的血压读数是否正常或升高。通过3次分别测量你在安静状态下的血压，2次测量最好是相隔一天，你就可以确定一贯升高的血压是一个真实的结果——你的确患有高血压病。

（三）动态血压

还有一种24小时血压测量的方法叫做动态血压测量。需要进行24小时血压测量的人可以佩戴大小合适的血压袖带，在24小时内监测血压的变化。这种测量方法基本可以消除"白大褂效应"。有了这些资料，医生就可以对一天里影响你血压的可能因素进行详细的分析，比如看到你在早晨上班的路上遇到了严重的堵车、你和下属进行一场火药味很浓的谈话的确都使你的血压升高了。动态血压的正常值推荐以下国内参考标准：24 小时平均值＜130/80mmHg，白昼平均值＜135/85mmHg，夜间平均值＜125/75mmHg。正常情况下，夜间血压均值比白昼血压值低10%～15%。

血压测量结果与测量方法、测量人员，以及使用的设备等诸多因素有关。

二、高血压的判断标准

由于血压水平与心血管发病危险之间的关系是连续的，因此，对高血压的任何数字定义和分类均是人为规定的。血压分为正常、正常高值及高血压。将120～139/80～89mmHg 定义为正常高值，是因为我国流行病学研究表明，在此水平人群10 年中心血管发病危险小于110/75mmHg 水平者增加1 倍以上。正常血压和处于正常高值的人群10

年后发生高血压的比例分别为22.2%和52.6%。在正常高值范围内，血压120～129/80～84mmHg 和130～139/85～89mmHg 中年人群10 年成为高血压病人的比例分别达45%和64%。对血压正常高值人群应提倡改善生活方式，以预防高血压及心血管病的发生。

《中国高血压防治指南》（2005年修订版）将高血压的定义为：在未用抗高血压药的情况下，收缩压≥140mmHg 和/或舒张压≥90mmHg，按血压水平将高血压分为1、2、3 级。收缩压≥140mmHg 和舒张压＜90mmHg 单列为单纯性收缩期高血压。病人既往有高血压史，目前正在用抗高血压药，血压虽然低于140/90mmHg，亦应该诊断为高血压。

表1-1 血压水平的定义和分类

类　　别	收缩压（mmHg）	舒张压（mmHg）
正常血压	＜120	＜80
正常高值	120～139	80～89
高血压	≥140	≥90
1级高血压（轻度）	140～159	90～99
2级高血压（中度）	160～179	100～109
3级高血压（重度）	≥180	≥110
单纯收缩期高血压	≥140	＜90

若病人的收缩压与舒张压分属不同的级别时，则以较高的分级为准。单纯收缩期高血压也可按照收缩压水平分为1、2、3 级。

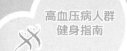

从上述读数中你可以判断你的血压是否正常。另外，高血压可以引起内脏器官的损伤，如心脏、肾脏和脑，损伤的发生和严重程度可以随着静态血压的上升而增加。

三、高血压的分型

（一）原发性高血压

即高血压病占高血压总发病率的95%。是一种原因未明、以体循环动脉压升高为主要表现的独立性全身性疾病。有几种理论解释这种血压升高：①动脉硬化并失去弹性，多见于中老年人；②动脉平滑肌张力升高，多见于情绪紧张者；③乏力的肾功能导致体液调节失衡，引起钠水潴留；④近年来随着我国经济的发展，生活节奏的加快，精神紧张、心理失衡等成为促使高血压患病率升高的重要因素。

（二）继发性高血压

较少见，也就是另外5%的高血压病人。是指患有某些疾病时出现的血压升高，如睡眠时呼吸暂停、慢性肾脏疾病和某些药物的影响等。

（三）儿童和青少年的高血压

儿童的血压应该比青春期后期和成年人的血压要低。6～18岁儿童青少年的高血压严重程度见表1–2。应该注意，120/80mmHg这个在成年人身上正常的血压，对于一个10岁的孩子是偏高的。遗憾的是，在儿童青少年中，肥胖症和高血压病发病率都呈现令人担忧的趋势。在年度体检中发现血压高于142/90mmHg的青少年，成年后80%最终都会发展为高血压病。儿童青少年超重和肥胖增加高血压的发生风险，其高血压发生率随着肥胖程度增加呈现成倍上升趋势。儿童青少年的体重指数（BMI）能够有效预测儿童青少年高血压风险。越早发现和纠正儿童青少年的肥胖和血压问题越好，对儿童青少年来说包括正确测量血压的年度体检是必要的，尤其是超重和肥胖的孩子。

表1-2　儿童和青少年的高血压（mmHg）严重程度*

年龄	严重程度	收缩压	舒张压	活动限制
6～9岁	轻度	120～124	75～79	无
	中度	125～129	80～84	无
	重度	130～139	85～89	锻炼前应控制
	非常严重	≥140	≥90	锻炼前应控制
10～12岁	轻度	125～129	80～84	无
	中度	130～134	85～89	无
	重度	135～144	90～94	锻炼前应控制
	非常严重	≥145	≥95	锻炼前应控制
13～15岁	轻度	135～139	85～89	无
	中度	140～149	90～94	无
	重度	150～159	95～99	锻炼前应控制
	非常严重	≥160	≥100	锻炼前应控制
16～18岁	轻度	140～149	90～94	无
	中度	150～159	95～99	无
	重度	160～179	100～109	锻炼前应控制
	非常严重	≥180	≥110	锻炼前应控制

*引自美国《国家预防、检查、评估和治疗高血压联合委员会的第七次报告》。

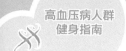
四、高血压病的流行规律

高血压是一种古老的疾病，一百多年前里瓦罗基发明了袖带血压计后，医学界才对高血压的生理和病理意义有了认识。经过多年的流行病学研究，现在对高血压在人群中的流行特征和规律有了比较清楚的认识。

（一）高血压病的流行规律

（1）高血压患病率与年龄呈正比。

（2）女性更年期前患病率低于男性，更年期后高于男性。

（3）有地理分布差异。一般规律是高纬度（寒冷）地区高于低纬度（温暖）地区。高海拔地区高于低海拔地区。

（4）同一人群有季节差异，冬季患病率高于夏季。

（5）与饮食习惯有关。人均食盐及饱和脂肪酸（动物脂肪的饱和脂肪酸含量高）摄入越高，平均血压水平越高。经常大量饮酒者血压水平高于不饮或少饮者。

（6）与经济文化发展水平呈正相关。经济文化落后的未"开化"地区很少有高血压病，经济文化越发达，人均血压水平越高。

（7）人越肥胖、精神压力越大、体力活动越少，高血压患病率越高。

（8）高血压有一定的遗传基础。直系亲属（尤其是父母及亲生子女之间）血压有明显相关。不同种族和民族之间血压有一定的群体差异。

（二）我国人群高血压病人群的高血压知晓率、治疗率和控制率

高血压知晓率、治疗率和控制率是高血压病流行病学和防治研究的重要参数。目前我国人群高血压病人的高血压知晓率、治疗（服药）率和控制率都很低。农村的相应各率明显低于城市，男性低于女性。近半个世纪来我国人群高血压患病率上升很快。心血管病的其他危险因素（血脂异常、肥胖、糖尿病、吸烟等）也呈明显上升趋势，加快了高血压的致病过程。导致高血压和其他危险因素上升的主要原因是由于我国经济发展，人民生活改善和生活节奏的加快带来的一系列不健康生活方式所致。其中最重要的是膳食不平衡、吸烟和过量饮酒、缺乏体力活动和心理压力增加。

这些不良趋势，以及很低的人群高血压控制率，是对我国人群高血压病防治的一个严重的挑战。

一、哪些因素可能促使高血压病的发生

国际上公认的高血压发病危险因素是：体重超重、膳食高盐和中度以上的饮酒。我国的流行病学研究也证明这三大因素和高血压病发病显著相关，但又各有其特点。

（一）体重超重和肥胖

中国人群平均体重指数〔体重（公斤）/身高（米的平方）〕中年男性约21～24.5，中年女性约21～25，人群体重指数的差别对人群的血压水平和高血压患病率有显著影响。例如，我国人群的血压水平和高血压患病率北方高南方低，地区差异很大，与人群体重指数的差异相平行。我国10组人群的前瞻性研究表明，基线时体重指数每增加1，5年内发生确定的高血压（收缩压≥160mmHg/或舒张压≥95mmHg）的危险增高9%。中美心血管病流行病学合作研究显示，基线时体重指数每增加3，4年内发生高血压（收缩压≥140mmHg，或舒张压≥90mmHg，或服用降压药）的危

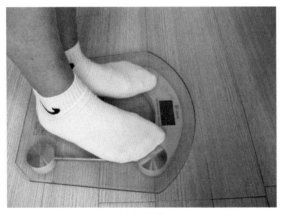

控制体重

险女性增加57%，男性增加50%。这些都说明中国人群的体重指数虽然低于西方人群，但超重和肥胖仍然是高血压发病的危险因素，且近10年来人群的体重指数均值及超重率有增高趋势。有研究表明，腹部脂肪含量与高血压的发病有关。腹部脂肪含量增多的主要表现是"大腹便便"、腰围增加，而我国肥胖居民大多都是腹部脂肪明显增加，这就更加增加了患高血压病的危险性，研究表明肥胖者患高血压病的可能性为40%。超重和肥胖也是冠心病和脑卒中发病的独立危险因素。保持正常体重是防治高血压、冠心病和脑卒中的重要措施之一。

　　肥胖者容易患高血压，而且具备两个特点：一是难治；二是舒张压高。难治的主要原因是其高血压主要与肥胖有关，如果不控制体重，仅仅靠药物治疗疗效是不显著的。舒张期高血压也表现在肥胖者身上，常表现为收缩压正常，舒张压高，脉压很小，称为单纯舒张期高血压。单纯舒张期高血压危害会小一点，但是药物治疗的效果也不理想，主要还是肥胖问题。肥胖本身是一种疾病，而且往往伴随着多种代谢性疾病。因此对于高血压病人群必须关注其是否超重或肥胖，并对其进行控制体重和减轻体重的生活方式指导。

（二）饮酒

　　如以每周至少饮酒一次为饮酒，则我国中年男性人群的饮酒率为30%～66%，女性饮酒率为2%～7%。有研究表明男性持续饮酒与不饮酒者比较，4年内发生高血压的危险增高40%。仅饮酒不吃饭比饮酒同时进餐引起高血压病的危险性还要大。

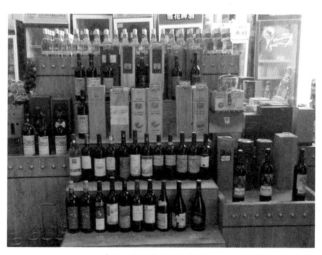

高血压病人酗酒危险大

（三）膳食高盐、低钾、低钙、低动物蛋白质

中国人群食盐摄入量高于西方国家，北方地区约为每天12～18克，南方地区约为每天7～8克。大量研究证实，吃的太咸有明确的升高血压作用。14组人群研究表明人群膳食中平均每人每日摄入食盐增加2克，收缩压和舒张压均值分别增高2.0 mmHg及1.2 mmHg。关于天津居民的研究和我国三组人群研究均显示个体每日钠摄入量与其血压呈显著正相关，也就是说吃盐越多、血压越高。这些研究证据表明膳食高盐是中国人群高血压发病的重要危险因素，而低钾、低钙、低动物蛋白质的膳食结构可以加重食盐对血压的不良影响。因此"口重"是中国人群高血压发病的重要危险因素，而膳食中缺乏蔬菜、水果和肉、鱼等动物性食品可以加大"口重"对血压的危害。

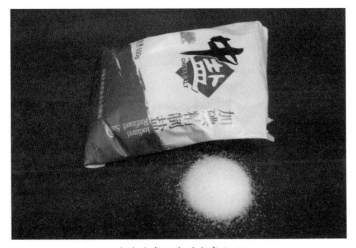

吃盐过多可能引发高血压

（四）精神因素

研究表明，长期精神过度紧张或情绪激动（例如司机、高空作业者），可使中枢神经系统出现功能障碍，导致中枢神经对心血管系统的调节功能紊乱，常会诱发高血压病。现在社会生活节奏加快，人们驾车跑更远的路程上下班，时间紧迫感增强，可以自由支配和娱乐的时间减少。人

19

们用多吃来排遣压力带来的烦恼。时间紧迫、压力增大让人变得浮躁易怒，增加了高血压患病风险。至于为什么会发生这种现象，有多种理论解释，但是没有肯定的答案。可能与压力的时常存在，造成血液中一类被称做"儿茶酚胺"的物质增多，从而使得血压升高。目前已经明确，住在人口稠密或持续高噪音（高速公路、地铁或工厂）附近区域的居民，高血压发病率更高。采用平和的心态对待生活中的问题可以减少精神因素引起的高血压。

A型行为模式于1977年在国际心脏和血液病学术会议上被确认为冠心病的一个独立的危险因素。A型行为者具有这些人格特征：持续的进攻性、进取心和经常的紧迫感、好急躁、专心致志追求事业目标，并且始终保持着警觉，易冲动、精力充沛等。在行动上常表现出迅速、性急、果断而不沉着等特点。A型性格的人遇不良情绪应激，尤其是压抑、愤怒时，就构成A型行为，表现出恼火、激动、发怒和急躁。

（五）高血压病的其他危险因素

高血压病的其他发病因素同时也是引起心血管病的常见发病因素。近年的研究显示，心血管病发病是多种危险因素综合作用的结果，几种危险因素中度升高时心血管病发病的绝对危险可以超过单独一种危险因素高度升高造成的危险。1级高血压病患者，心血管病发病的危险不仅取决于血压水平，同时决定于其他危险因素的水平。如血压146/88mmHg的男性发生心血管疾病的风险还与他是否吸烟、血脂和血糖水平，是否肥胖，是否经常运动等因素有关。高血压病人群发生心血管病的绝对危险，除血压水平外，在相当大的程度上由其他危险因素来决定，因此在针对高血压病进行治疗时，不仅应根据其血压水平，还应同时考虑其他危险因素的状况，以下简述影响心血管病发病的其他危险因素。

1. 年龄

心血管病的发病随年龄而升高，高血压病发生也随着年龄的增加而升高，老年性高血压的发生率较高，这是由于多数心血管病的危险因素水平均随年龄的增长而增高，虽然年龄越大增高的速度有所减慢，但由于老年发病率高，故有关因素导致发病的绝对危险仍然很高。高血压病年轻化与现代社会生活节奏快、工作压力大、精神紧张、肥胖及静坐少动等不健康的生活方式有密切关系。

2. 性别

50岁之前，男性高血压患病率高于女性，50岁之后，女性高血压患病率迅速升高。男性心血管病发病率高于女性，25～74岁男性冠心病发病率为女性的1.1～6.2倍，男性脑卒中发病率为女性的1.2～3.1倍，因此对男性病人和绝经后的女性更应该注意预防高血压的发生。

3. 吸烟

吸烟不仅是呼吸系统疾病和癌症的危险因素，还是心血管病的危险因素。吸烟者患高血压病的机会是不吸烟者的2.19倍，研究表明吸烟者患高血压病的危险性为35%。我国人群吸烟率很高，男性达到60%～70%，女性较低，但也达7%左右。吸烟者与不吸烟者相比，冠心病发病的相对危险增高约2倍，缺血性脑卒中发病的相对危险增高约1倍，癌症死亡的危险增高45%，总死亡的危险增高21%。

4. 血脂代谢紊乱

血清总胆固醇和低密度脂蛋白胆固醇升高是冠心病和缺血性脑卒中的危险因素，也是高血压发病的危险因素。另一方面，值得注意的是，已有研究资料显示血清总胆固醇过低，例如低于140mg/dl（毫克/分升），患高血压病的危险性增加到40%，有可能增加出血性脑卒中的发病危险。因此，血清总胆固醇过低或过高都会影响高血压的发病率，我国是脑卒中高发的国家，应强调将血清总胆固醇控制在适宜水平。

5. 静坐少动的生活方式

静坐少动的生活方式给人们带来的健康隐患已不容忽视，采用静坐少动的生活方式者患高血压病的风险增加50%，居患病因素的首位。静坐少动的生活方式是指每周参加中等强度运动的时间不足150分钟，或者每周从事体力活动的能量消耗少于1000千卡。如从事办公室工作者，每天开车上班、乘电梯上楼、面对电脑工作，主要娱乐活动是看电视，这就是典型的静坐少动的生活方式，若不加以纠正，将成为高血压、肥胖、糖尿病、冠心病等多种疾病发生的主要原因。因此从某些程度上来说，这些病是"坐"出来的。

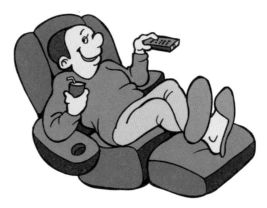

静坐少动的生活方式

6. 糖尿病和胰岛素抵抗

胰岛素抵抗是指正常数量的胰岛素不足以产生对脂肪细胞、肌肉细胞和肝细胞正常胰岛素响应的状况，是指胰岛素作用的靶器官对胰岛素作用的敏感性下降，即正常剂量的胰岛素产生低于正常生物学效应的一种状态。糖尿病是动脉粥样化性疾病的已确定的危险因素。糖尿病患者体重指数、腰围、收缩压和舒张压均较非糖尿病患者为高。他们与血糖正常者相比，体力活动较少。在一般人群和有高血压家族史的人群内血清胰岛素升高常发生在血压升高之前，提示胰岛素抵抗在心血管病发生中起重要作用。研究还显示胰岛素抵抗与超重和肥胖，尤其是腹部肥胖有密切关系。糖尿病病人并发高血压病的可能性约为15%，而胰岛素含量过高的病人并发高血压病的几率上升到50%。近期我国的研究还发现，胰岛素水平与血压的密切关系在血压正常、没有明显肥胖的人群中比高血压组更为显著，提示胰岛素抵抗可能发生于血压升高之前，是不可忽视的致病因素。肌肉是最大的胰岛素敏感组织，肌肉欠发达或萎缩常引起胰岛素抵抗。体力活动少又缺乏锻炼是肌肉欠发达的重要因素，因此从某些程度上来说，胰岛素抵抗也是"坐"出来的。

7. 地理环境

我国高血压的患病率有显著的地区差别，多次调查结果显示北方地区有高于南方地区的趋势，冠心病和脑卒中发病率也呈现同样的差别，我国脑卒中发病率高于冠心病，其中的重要原因是北方地区食盐摄入量显著高于南方地区。

上述各种与心血管病发病有关的因素都是在评定高血压病人发生心血管病的危险时应该考虑的因素。此外，有心血管病家族史，本人有心血管病史或肾脏疾病史，均可增加心血管病的发病危险，因此，高血压病人在就诊时应向医生提供这些信息，将有助于医生对疾病的判断和治疗。

二、高血压病的发生过程

缓进型高血压是逐渐发生的，而且在疾病早期多无明显表现，但是随着时间延长，病情逐渐加重，并且影响心脏、脑和肾脏等器官。高血压病的发病过程可以分为以下三个阶段：

（一）功能紊乱期

是高血压病的早期阶段，在一些诱因，如疲劳、情绪激动等出现时，全身细小动脉痉挛性收缩，血管平滑肌张力升高，血压升高。临床表现血压升高，但常有波动。这一阶段动脉血管没有形态结构的病理性改变，因此经过适当的休息和治疗，动脉痉挛缓解、血管平滑肌张力下降后血压可以恢复正常。此期是高血压治疗的重要阶段，良好的生活方式，如减少食盐摄入、适当运动可以使这一阶段的血压恢复正常或稳定在此阶段。

（二）动脉硬化期

在血压升高的基础上，全身细小动脉逐渐硬化，血管壁增厚变硬、弹性下降，动脉管腔缩小。此期血压可持续升高，经过适当的休息和治疗，

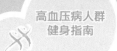
血压可以下降，但需要终身用药物控制血压。这一阶段改变生活方式可以增加药物的疗效，延缓疾病的进展。

（三）内脏病变期

高血压病未能得到及时治疗，血压会持续升高，心脏、肾脏和脑可以出现不同程度损伤，出现心脏肥大，进而发展为心力衰竭。肾脏的损伤主要是由于肾内细小动脉的病变，使肾脏缺血而萎缩，严重时可发生肾功能衰竭。有些高血压病人需要进行肾透析或者肾脏移植，多是因为高血压病未得到及时控制，长期以来出现的严重后果。脑的病变是由于脑内细小动脉硬化造成局部脑组织缺血所致，可出现高血压脑病、脑内局灶性坏死（脑软化）和脑出血。脑出血的后果最为严重。脑出血主要因血压突然升高时使已经硬化的细小动脉破裂所致，这是高血压病人死亡的主要原因。

三、高血压病的严重性判断

高血压病的严重性是指在未来10年中发生心血管病的绝对危险性。高血压病人的严重性判断是根据病人心血管病的危险因素，如心、脑、肾等靶器官的损害，糖尿病以及并存的临床情况确定的。

（一）血压水平及心血管病危险因素

对于高血压1、2级病人来说，心血管病的危险因素是判断病情严重性的主要依据。包括年龄、血压、家族史、吸烟、血脂异常、肥胖（尤其是腹部肥胖）、缺乏体力活动、C–反应蛋白过高（C–反应蛋白预测心血管事件的能力至少与低密度脂蛋白胆固醇一样强）等。

（二）有无心、脑、肾等靶器官的损伤

高血压病人的心脏、肾脏和脑的损伤，可以通过X线、超声波和实验室检查即可作出判断。

（三）糖尿病

糖尿病病人的高血压发生率是非糖尿病病人的3～4倍，高血压病人伴有糖尿病时，与非糖尿病病人相比，至少使心血管疾病风险增加1倍。

（四）并存临床情况

并存临床情况是指心、脑、肾等靶器官、外周血管和视网膜的临床情况，如心肌梗死、脑出血等，并发这些情况中的任何一种都会增加高血压病的严重性。根据上述内容可以对高血压病的严重性作出判断，及危险分层，详见表1–3。

表1–3　按危险分层量化地估计预后

其他危险因素和病史	血压（mmHg）		
	1级 SBP140～159或 DBP 90～99	2级 SBP160～179或 DBP100～109	3级 SBP≥180或 DBP≥110
Ⅰ　无其他危险因素	低危	中危	高危
Ⅱ　1～2个危险因素	中危	中危	很高危
Ⅲ　≥3个危险因素或靶器官损害或糖尿病	高危	高危	很高危
Ⅳ　并存临床情况	很高危	很高危	很高危

注：SBP为收缩压；DBP为舒张压。

男性年龄＜55岁、女性年龄＜65岁，高血压1级、无其他危险因素者，属低危组。典型情况下，10年中病人发生主要心血管事件的危险小于15％。

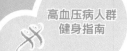

高血压2级或1～2级同时有1～2个危险因素，属中危组。典型情况下，该组病人随后10年内发生主要心血管事件的危险为15%～20%，若病人属高血压1级，兼有一种危险因素，10年内发生心血管事件危险约15%。从表1-3中还可以看出，对于有多种心血管疾病危险因素的人来说，即便是高血压1级也可以被列入高危人群。因此在控制血压的同时，还应努力减少危险因素，如肥胖、吸烟、静坐少动等。

第四节　高血压病的危害

高血压病早期阶段对人体危害较小，随着病情的发展常对人体健康造成严重危害，成为心血管疾病病人死亡的重要原因。

一、高血压病的表现

高血压病是我国最常见的心血管疾病，也是最大的流行病之一，它不仅患病率高，且常引起严重的心、脑、肾等重要器官的损害，是脑血管意外、冠心病的主要危险因素。脑卒中和冠心病是高血压病最严重的并发症。高血压病的起病方式和疾病发展的快慢可能会因人而异。多数人早期即有症状，而一部分人可多年无表现，往往在体检时或因其他疾病就诊时才发现高血压。

头痛、头晕和头胀是高血压病最常见的神经系统症状，还可能有颈部板紧感。约有70%～90%的高血压病人群曾有过头痛，经降压治疗后头痛一般可减轻。

有的高血压病病人可有肢体缺血的表现，包括感觉手脚麻木，有的手脚有蚂蚁爬行感（医学上称蚁走感）。背部肌肉痛也应重视，两腿对寒冷很敏感，多在走路时腿痛，实际上这些现象可能是血管收缩或动脉硬化使肢体或肌肉供血不足引起。但不是所有腿痛者都是高血压造成。

高血压病病人很容易出现鼻出血，鼻毛细血管丰富又表浅；眼结膜血管为眼动脉的分支，在因气候干燥或手挖鼻孔时，或在低头活动时，使得细小的、弹力差的小血管在张力太大时或外力作用下易出现破裂，导致出血。

当血压升高到一定程度时，可出现高血压性视网膜病变；如果继续发展下去，视网膜动脉硬化就更明显，可能出现视网膜动脉管壁渗透性增强，可见棉絮状白斑，若血压再升高可使血浆中血细胞都能够漏出来，从而造成视网膜水肿和出血。发展到最严重时，视乳头水肿，称高血压性视网膜病变。病人感觉视物不清，物体变小、变形。视网膜病变的严重程度可以反映高血压状况以及心、脑、肾等重要脏器损害的严重程度。当出现视神经乳头视网膜病变时，肾功能不全占87.5%，所以眼底检查对于高血压病病人来讲是很重要的。

抗高血压病治疗的目的就是要降低疾病的发病率和死亡率，防治心血管病并发症，减少心血管病发生的危险因素。

二、高血压病对内脏器官的损害

（一）心脏损害

高血压与心脏二者关系密切，血压长期升高使心脏负担加重，左心室逐渐出现代偿性肥厚、扩张，最后形成高血压性心脏病。在心功能代偿期症状不明显，失代偿后可有心悸、气短、呼吸困难、下肢水肿及不能平卧等症状。如果高血压合并有冠状动脉粥样硬化，更容易出现心绞痛及心肌梗死等病症。

在血压没有得到良好控制的情况下，大多要经过几年或十几年的高血压后会形成高血压性心脏病。开始在体力活动、饱食或说话太多时发生气喘、心慌、咳嗽，还常在夜间突然憋醒，呼吸困难，坐起才能渐渐缓解，这是左心功能不全的表现。严重时发生肺水肿，直至发展到全心衰竭。高血压性心脏病发生猝死、心衰和室性心律失常的危险明显增加。必须早期进行有效的抗高血压治疗，方有可能使肥厚的心室得以逆转。饮食清淡、不咸不油、适当运动或各种抗高血压的药物治疗都可能使左心室肥厚得以控制和缓解。

高血压是冠心病发生的主要危险因素之一，因此高血压病病人患冠心病的机会比血压正常的人高2倍。冠心病的危险因素包括：①不可改变的主要危险因素为年龄、男性、家族史、种族、更年期后（女性）；②可改变的主要危险因素为缺乏体力活动、吸烟、高胆固醇血症和高血压；③有

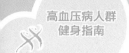

关危险因素为肥胖、对压力的反应、人格特征、末梢血管疾病、激素水平及饮酒状况。

高血压病人有血脂代谢异常、吸烟时，其冠心病发病率就更高。积极防治高血压是减少冠心病发病的重要环节。研究表明，抗高血压治疗确能降低与高血压有关的心血管并发症的发病率、死亡率或延缓其进展。一般认为舒张压应维持在80mmHg以下，否则就不能降低冠心病发病率和死亡率。

（二）高血压病与肾脏损害

高血压病是永久性肾功能衰竭和需要做肾移植的主要原因。正常肾功能与正常的血压调节密切相关，肾脏内布满了血管，有着识别压力波动和调节的内部机制。在轻、中度原发性高血压早期相当长的一段时间里，并无肾损害，高血压持续5～10年，即可引起肾脏小动脉硬化，进而继发肾实质缺血性损害，导致良性小动脉性肾硬化症。肾小动脉硬化的病变过程缓慢，早期以肾小管损害为主，常夜尿增多伴有电解质排泄增加，晚期伴有心脏等脏器的失代偿改变。早期进行降血压治疗，并将血压降达目标值是预防良性小动脉性肾硬化症发生的关键。

（三）高血压病与糖尿病

高血压病与糖尿病之间有着密切的关系，原发性高血压是影响胰岛素代谢清除率的独立危险因素，从而导致胰岛素抵抗，83.4%的高血压病病人伴有糖耐量异常。高血糖与高血压呈相伴存在，并与年龄、体重、血浆胰岛素水平无直接关系。高血压病合并糖尿病的病人容易并发多种严重的心脏病，早期充血性心力衰竭、心源性猝死、突发心肌梗死等，严格控制血压、血糖是延缓这一进程的有效方法。

有人对662名糖尿病病人和同等数量的非糖尿病病人在年龄、性别和工种上进行分析研究，发现糖尿病病人中高血压患病率高达50%以上。此外，高血压还可以加速、加重糖尿病视网膜病变和肾病，控制高血压可减缓糖尿病肾病肾小球滤过率降低的速度，故控制糖尿病病人的高血压对糖尿病的预后至关重要。因此高血压病人不仅要控制血压还要控制血糖，要"双管齐下"。

（四）高血压与脑部病变

高血压病人的脑部病变主要是脑血管的堵塞或破裂，称之为中风，表现为脑梗塞和脑出血，脑出血是高血压病人死亡的主要原因之一。凡是中风的幸存者，或者是熟悉中风疾病的人，或许能够理解中风对于身体健康和生活方式的毁灭性影响，而这种影响原本是可以预防的。高血压病是脑血管病的主要危险因素之一，脑中风的发生与一些病人不知道自己患有高血压病和高血压病没有得到有效控制有直接关系。高血压病人中风和心肌梗死的发病率分别是血压正常人群的6倍和5倍。

第五节　高血压病的治疗原则

一、高血压病的治疗策略

治疗高血压病的主要目的是最大限度地降低心血管病的病残率和死亡率的总危险。这就要求在治疗高血压病的同时，干预病人检查出来的所有可逆性危险因素（如吸烟、高胆固醇血症或糖尿病），并适当处理病人同时存在的各种临床情况。危险因素越多，其程度越严重，若还兼有临床情况，主要心血管病的绝对危险就越高，治疗这些危险因素的力度应越大。

降压目标：普通高血压病人血压降至＜140/90mmHg，年轻人或糖尿病及肾病病人降至＜130/80mmHg，老年人收缩压降至＜150mmHg，如能耐受，还可进一步降低。

一旦被医生告知患有高血压病，病人应该积极调整生活方式，开始非药物治疗。高血压病人的非药物治疗，尤其是针对高血压1、2级病人的不同情况制定和实施健身计划，对高血压的治疗和康复起着非常重要的作用。调整生活方式和实施健身计划后继续监测血压，3～6个月后根据血压控制情况和危险因素的多少再确定新的治疗方案。由于绝大多数高血压病人需要用降压药才能将血压控制在理想的血压水平，因此生活方式纠正效果不佳，应该采用药物治疗，不要一味追求非药治疗贻误了药物治疗的时机。在高血压的药物治疗中如果因为使用运动治疗而随意停药也是不对的。

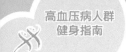

在高血压病的治疗中要注重个体化治疗原则，包括药物治疗和运动治疗。病人合并的心血管危险因素不同，存在的靶器官损害和其他心血管疾病各异，治疗药物和健身计划自然有别，因此提倡个体化治疗原则。

对于高血压病人在不同日多次测量血压的基础上，评估其他危险因素和临床情况，然后根据绝对危险分层在改变生活方式（减重、合理膳食、适当运动）的基础上进行治疗。高血压的治疗策略如下图所示。

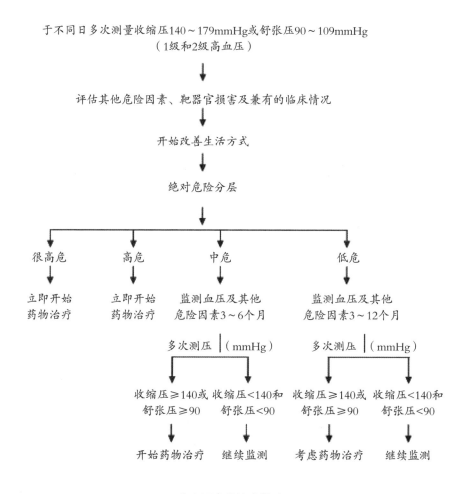

高血压病的治疗策略

（一）高血压病的非药物治疗原则

高血压病的非药物疗法作为药物治疗的辅助疗法可以提高药物疗效，提高疾病的治愈率，改善生活质量，是高血压治疗过程中必不可少的一方面。医学专家主张，所有高血压病病人都应接受非药物治疗，对有轻度高血压的病人可能足以控制血压而不需加用药物，即使需要用药者，也可起到减小药物剂量及减少副作用的辅助作用。因此，非药物治疗作为治疗高血压病的基础环节，其重要性不容低估。常用的方法有自然因子疗法、物理疗法、心理疗法、运动疗法、针刺疗法等等。

非药物治疗包括改善生活方式，消除不利于心理和身体健康的行为和习惯，达到减少高血压以及其他心血管病的发病危险，学会健康的生活方式。首先是针对高血压危险因素的措施，主要包括控制体重、低盐饮食、限制饮酒、增加生活中的体力活动、有规律地进行运动，以及进行精神、心理疗法等。这些都是治疗高血压的重要组成部分。其二是控制其他心血管病危险因素的措施，包括戒烟、戒酒，限制膳食中总脂肪、饱和脂肪酸和胆固醇摄入量以控制血清胆固醇，多吃蔬菜、水果，适当摄入富含动物蛋白的肉和鱼。只有这些危险因素得到控制，才能最大限度地达到预防心血管病的目的。

由于高血压病病因未明，针对高血压危险因素的非药物手段一方面如同药物治疗一样均不能根治高血压，另一方面它不像药物治疗可迅速降低血压。但是非药物治疗具有风险低，几乎没有副作用等优点。在一定程度上可以说非药物治疗具有更好的治疗效果，更广阔的前景。非药物手段既是治疗措施，又是预防方法。因此除了服降压药外，病人需要学会自己进行饮食的调整，了解如何进行运动，如何进行体重控制或降体重，认识心理治疗的重要性和方法，注重高血压的养身之道，最终实现控制血压、减少内脏器官受损和致残的目的。

高血压病的治疗不能求快，应在综合治疗干预下逐步降到理想水平，不能突然降压，这样对身体是非常有害的。非药物治疗是治疗高血压的基础，是开始药物治疗的先导，一定程度上弥补了药物治疗的不足。部分高血压病人经非药物治疗后血压可以达到正常水平，并能在较长时间内维持正常血压。需要药物治疗的病人一旦开始药物治疗，非药物治疗也应坚持，作为长期治疗方案的一部分，应寻求医师对病人的健康指导，积极推行非药物治疗方法。

（二）优化高血压病人群的生活方式

1. 维持适宜体重

判断体重是否正常的方法有很多，国际通用的是通过体重指数判断自己的体重是否在正常范围。高血压病人应将体重指数（BMI）维持在正常范围（BMI=18.5～23.9）之间，超过此范围时应减轻体重。下表按照中国肥胖工作组的体重指数判断标准，显示不同身高的人正常体重范围、超重体重范围（BMI=24～27.9）和肥胖（BMI≥28）的界限。

表1-4　不同身高人群的正常、超重和肥胖体重

身高（厘米）	正常体重（千克）	超重体重（千克）	肥胖体重（千克）
150	41.6～53.8	54.0～62.8	63.0
152	42.7～55.2	55.4～64.5	64.7
154	43.9～56.7	56.9～66.2	66.4
156	45.0～58.2	58.4～67.9	68.1
158	46.2～59.7	59.9～69.6	69.9
160	47.4～61.2	61.4～71.4	71.7
162	48.6～62.7	63.0～73.2	73.5
164	49.8～64.3	64.6～75.0	75.3
166	51.0～65.9	66.1～76.9	77.2
168	52.2～67.5	67.7～78.7	79.0

（续表）

身高（厘米）	正常体重（千克）	超重体重（千克）	肥胖体重（千克）
170	53.5～69.1	69.4～80.6	80.9
172	54.7～70.7	71.0～82.5	82.8
174	56.0～72.4	72.7～84.5	84.8
176	57.3～74.0	74.3～86.4	86.7
178	58.6～75.7	76.0～88.4	88.7
180	59.9～77.4	77.8～90.4	90.7

　　腰围是估计人们中心性肥胖最简单的和实用的指标，而且测量安全、简易、廉价，可以作为代谢综合症和心血管疾病的风险因子。可以用软尺在肚脐水平环绕测量腰围。体重指数和腰围结合判断肥胖程度更有效。我国肥胖工作组将男性腰围大于85厘米、女性腰围大于80厘米定义为中心性肥胖。缺乏体力活动和腰围较大的人具有较大患病风险。

2. 采用合理膳食

　　（1）每天每人食盐摄入量应小于6克；
　　（2）每天每人食用油摄入量应在25～30克，尽量减少动物脂肪和固体脂肪的摄入，如猪油、牛油、羊油和人造奶油等；
　　（3）不要饮酒或少量饮酒，每天白酒的摄入量应小于30毫升；
　　（4）每天摄入500克蔬菜、300克水果；
　　（5）适度饮水，每天饮水量至少是1200毫升；
　　（6）多摄入富含钾离子的食物，如柑橘类水果；
　　（7）适当摄入优质蛋白质，如肉、鱼及豆制品。

3. 增加生活中的体力活动

　　随着生产力水平的提高，人们在生活、工作和出行中的体力活动水平逐渐下降，而慢性疾病发生率随之升高。

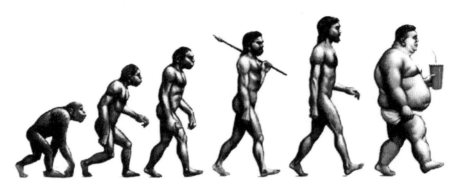

在人类的发展过程中，体力活动逐渐减少

可以通过适当的家务劳动、庭院劳动、户外活动等增加生活中的体力活动。太极拳和步行都是很好的活动方式。注意增加日常生活中的步行距离，每天步行步数应在6000～10000步，在3公里活动范围内提倡步行。

改变生活方式可以控制和降低血压，不同要素的降压效果见表1-5。

表1-5　生活方式改变对血压的影响

改变	建议	收缩压降低的大致程度
减轻体重	把体重指数控制在18.5～23.9	5～20mmHg
合理饮食	多吃水果、蔬菜，少吃脂肪	8～14mmHg
减少食盐摄入	每天食盐摄入量在6克以下	2～8mmHg
增加体力活动和适当运动	每周5天、每天30分钟、中等强度运动	4～9mmHg
适度饮酒	每天限制饮酒量相当于1听啤酒以内	2～4mmHg

4. 保持良好的心理状态

保持良好的心理状态虽然放在最后，却是最重要的部分。许多研究认为，性格与高血压病有关。一般认为好激动、具有冲动性、好求全责备、主观刻板的人容易患高血压。尤其具有压抑的敌意、焦虑、愤怒等负性情绪的病人占多数。人格特征异常是高血压致病的重要原因之一。高血压病人的人格具有较明显的精神质倾向，性格较为内向。常常行为孤独、内心焦虑、忧心忡忡，对外界刺激易产生强烈的情绪反应，控制情绪的能力差，难以适应外界环境的变化。由于处于此种心理状态下，容易导致紧张情绪的发生，进而产生一系列的生理反应，最终导致血压的持续性升高。医学研究证明中枢神经系统、内分泌系统和免疫系统三者互相影响，使心理因素转变为生理因素。因此，有了良好的心理状态就等于掌握了调节健康的钥匙，掌握了生命的主动权。心理的力量非常强大。

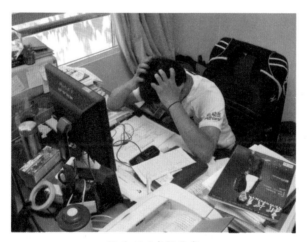

运动可以减轻焦虑

高血压病人要学会自我调节，减轻精神压力，避免情绪波动，减少不良刺激，保持良好的心理状态。情绪激动，尤其是生气和愤怒，可通过神经系统影响内分泌和免疫系统，造成心率增快，使血压增高，故而高血压病人应心胸开朗，避免紧张、急躁和焦虑状态，同时还要劳逸结合、心情放松。

高血压病人生活方式的优化可以概括为体力活动要适当，食盐摄入要限量，戒烟少酒减脂肪，心理平衡获益最全面。

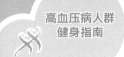

二、高血压病人的药物治疗管理

　　已有证据说明降压药物治疗可以有效地降低心血管疾病的发病率和死亡率，防止卒中、冠心病、心力衰竭和肾病的发生和发展。抗高血压治疗的目标是控制血压、减少心血管疾病和肾脏疾病的发生率及死亡率。这个目标可以通过生活方式修正或结合药物治疗得以实现。高血压1、2级病人经过生活方式修正，3～12个月内血压未能降至140/90mmHg以下者，应该在生活方式干预的同时实施药物治疗。高血压病人一般需终身药物治疗。病人经确诊为高血压后若自行停药，其血压（或迟或早）终将回复到治疗前水平。然而在认真地进行适当运动、饮食调整等非药物治疗过程中，在血压控制良好的情况下，可以在医生指导下小心、逐步地减少服药种类或剂量。病人在试行这种"逐步减药"时，应十分仔细地监测血压。

第二章

运动对高血压病人群的影响

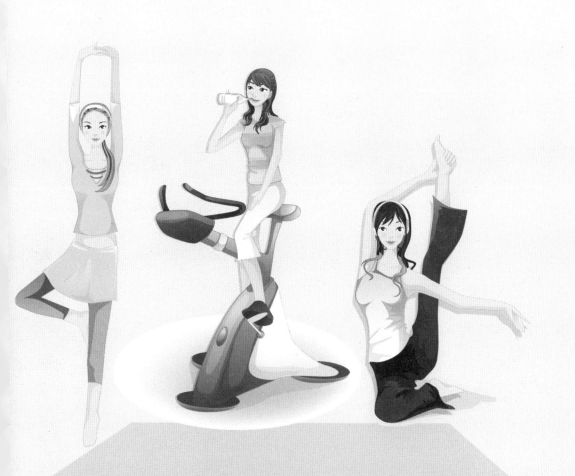

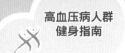

第一节　高血压病人群的身体素质特点

　　身体素质的好坏对健康有明显的影响，身体素质可以分为与健康相关的和与竞技运动能力相关的两类，详见表2-1。对于普通人来说主要是要增强与健康相关的身体素质。

表2-1　身体素质

健康相关	运动能力相关
心肺耐力	做功能力
身体成分	速度
肌肉力量	敏捷
肌肉耐力	平衡
柔韧性	技能

一、与健康相关的身体素质

（一）心肺耐力

心肺耐力，是指循环、呼吸、神经和肌肉系统活动的能力（循环、呼吸为运动肌肉输送氧气，利用氧气产生能量的能力。是长时间持续工作的能力，或在疲劳中持续运动的一种能力）。心肺耐力与大肌肉群、动力性、中等至高强度的长时间运动能力相关，这些运动依赖于呼吸、心血管、骨骼肌系统的功能状态。运动专家认为心肺耐力是身体素质中最重要的一环。心肺耐力与健康相关是因为：①低水平心肺耐力与明显增加多种原因引起的早期死亡有关，特别是心血管疾病所致的死亡；②提高心肺耐力与降低多种原因所致的死亡，特别是降低患心血管疾病的几率；③高水平的心肺耐力与较高水平的体力活动习惯有关，形成这种习惯可获得许多健康益处，有良好的能力从事各项工作。心肺耐力的评价是预防和治疗高血压项目中的一个重要组成部分。最大摄氧量是心肺耐力的标准测量指标，可通过多种测试方法获得。

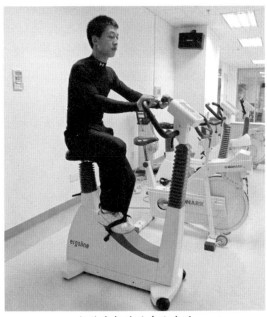

与健康相关的身体素质

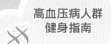

从生活中也可以观察到一个人的心肺耐力水平。如三人同行上楼梯，同时登上同一高度气喘最轻的人心肺耐力最好，或者以同等速度能到达最高层的人心肺耐力最好，或者以最快速度达到最高层的人心肺耐力最好。一般来说，生活中体力活动较多的人，心肺耐力好，静坐少动的人心肺耐力差。

（二）身体成分

人们可以利用物理和化学的方法从原子、分子、细胞、组织和整体5个水平对复杂的人体进行身体成分的测试和评价。这类评价模式主要目的是从不同水平认识和定量人体成分。在实际中比较常用的是组织和器官水平及整体水平。从组织和器官水平来看，身体包含循环、呼吸、神经、皮肤、肌肉、内分泌、免疫、消化、骨骼和生殖等11个系统。在这个水平的体重由4种组织组成，即脂肪组织、骨骼肌、骨骼和内脏。人体脂肪以两种形式存在，即基本脂肪和储存脂肪。基本脂肪是人体生物代谢必需的，超出基本脂肪的范围会影响人体健康。储存脂肪主要存在于脂肪组织中。肥胖的本质是储存脂肪过多，其主要机制是热能过剩，发生的主要原因是热能摄入过多和消耗减少所致。

基本身体成分可以用脂肪组织和非脂肪组织在体重中相对百分比来表示，如体脂百分比。体重指数（BMI）用来表示身高相对体重。体重指数可以反映人体的脂肪含量，对多数人来说，体重指数超过24，与肥胖相关的问题会增加。

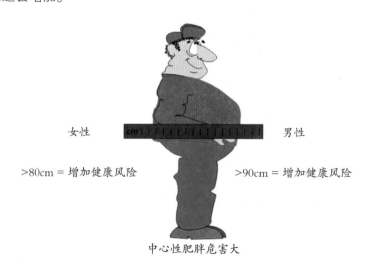

女性　　　　　男性

>80cm＝增加健康风险　　　　　>90cm＝增加健康风险

中心性肥胖危害大

另外肌肉重量的多少除了与基础代谢率和体重控制相关以外，还与人体完成日常活动能力、糖耐量及2型糖尿病相关；骨骼重量与是否发生骨质疏松相关。肌腱完整性与较低的损伤风险相关。

在日常生活中可以观察到一个人的肥胖程度。通常人们形容消瘦时会说"皮包骨头"，皮下脂肪极少，而形容肥胖时说"脑满肠肥、大腹便便"，指肚子很大，也就是腰围大，实际还有皮下脂肪堆积使人看起来脸大、腮赘双下巴，四肢粗胖笨拙的样子。这些形容都能够表明人体肥胖，身体脂肪过多的情况。

（三）肌肉力量和耐力

肌肉力量是指肌肉收缩产生最大收缩力的能力。肌肉耐力是肌肉持续收缩对抗疲劳的能力。肌肉力量和耐力是与健康相关的身体素质的一部分，并作为评价一定量运动素质的指标之一。骨骼肌是由具有收缩功能的肌细胞构成的人体最大的组织，占体重40%左右。骨骼肌收缩、克服和对抗阻力、维持身体姿势和运动是骨骼肌的基本功能，人体各种形式的体力活动如劳动、体育运动和日常生活中的身体活动等都是通过骨骼肌的收缩和舒张实现的。

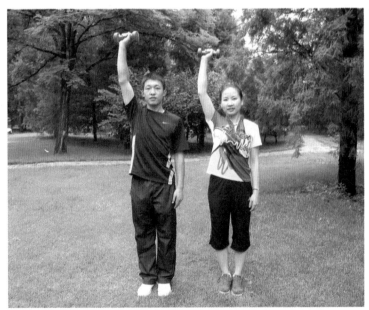

力量练习

（四）柔韧性

柔韧性是移动某一关节使其达到最大活动范围的能力。柔韧性在某些运动项目（如芭蕾、体操）和日常活动能力中都非常重要。因此保持所有关节的柔韧性有助于完成运动。相反，当某项运动使关节结构超出已经缩小的关节活动范围时，会导致组织损伤。柔韧性取决于一些特殊因素，如关节囊的伸展性、充分的准备活动及肌肉黏滞性。另外，多种其他组织的顺应性（致密），如韧带和肌腱可影响关节活动范围。正如肌肉力量是肌肉的特性一样，柔韧性是关节的特性。

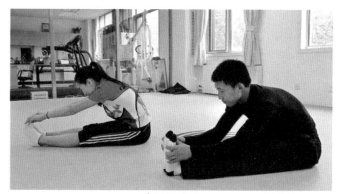

柔韧性练习

二、高血压病人群的身体素质特点

高血压病人身体素质常显著下降，主要表现为心肺耐力低下和身体成分不合理。

（一）心肺耐力低下

高血压病人群的心肺耐力水平通常低于正常人群。心肺耐力低下是高血压发病的风险之一。有一项追踪研究报道，在心肺耐力水平较低的人群中高血压发病风险是心肺耐力水平较高人群的1.52倍。年轻时缺乏体力活动或规律的锻炼，无论年龄、性别、种族、饮食结构、是否吸烟和血胆固醇水平高低，就心肺耐力低下这一因素使中年高血压病的发病风险明显增加。增加生活中的体力活动和有规律的运动可有效提高心肺耐力，减少患病风险。

　　心肺耐力水平较高的高血压病人病情相对稳定。权威研究显示，具有较高体力活动水平，并有较高心肺耐力水平的高血压个体与心肺耐力水平低的高血压个体比较死亡的风险显著下降。也就是说，患有高血压病的人，努力提高心肺耐力可以延缓疾病的恶化，减少死亡风险。

（二）身体成分组成不合理

　　研究已证实过多的身体脂肪尤其是腹部脂肪与高血压有关。身体脂肪分布类型被认为是一个预测高血压和冠心病风险的重要指标。向心性肥胖是以脂肪堆积在身体躯干部位为特点（腹部肥胖或大腹便便），与离心性肥胖（脂肪分布在臀部和大腿）个体相比，可使高血压早期死亡的风险增加。所以"大腹便便"的身体状态，特别是男性腹部增大多是内脏脂肪堆积的表现，已不再是有福气的象征，而是多种慢性疾病的身体素质特征之一，可谓"皮带越长，寿命越短"。

表2-2　基于体重指数（BMI）及腰围的疾病风险分层*

体重	BMI（kg/m^2）	相对于正常体重指数及腰围的疾病风险**	
		男性≤85cm 女性≤80cm	男性>85cm 女性>80cm
低体重	<18.5	——	——
正常	18.5~23.9	——	——
超重	24.0~27.9	增加	高
肥胖（分级）			
Ⅰ	28.0~34.9	高	非常高
Ⅱ	35.0~39.9	非常高	极高
Ⅲ	≥40	极高	极高

*参照中国人的体重及腰围标准；

**患2型糖尿病、高血压和心血管疾病疾病风险：破折号（——）表示处于这种BMI水平时无另外风险。对于体重正常的人来说腰围增加也是风险增加的标志。

43

一项女性高血压流行病学研究发现，高血压发病因素的分析中，低心肺耐力占22.3%、遗传占14.1%、高血压前期状态占38.7%、超重占16.4%、年龄超过55岁占12.4%。其中不良身体素质之和（低心肺耐力和超重）占发病因素的38.7%，也就是说心肺耐力低下和体重超重是高血压病发生的身体素质特征，可见身体素质在预防和延缓高血压病中的重要性。现在人们已经普遍接受身体素质在预测高血压发病风险中的作用。对血压正常的人进行未来高血压的准确预测很重要，便于采取早期预防措施，防止高血压病的发生。

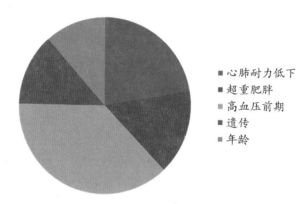

- ■ 心肺耐力低下
- ■ 超重肥胖
- ■ 高血压前期
- ■ 遗传
- ■ 年龄

第二节 用适当运动影响血压

一、健身锻炼可以有效地降低血压

对于高血压前期状态和高血压病人来说，在结束锻炼之后，多数人会经历一种叫做运动后血压下降的现象，或者说血压降低。在低强度锻炼（运动中心率小于最大心率的50%，最大心率＝220-年龄，美国运动医学会在2009年推出新的计算公式：最大心率＝206.9-0.67×年龄）的情况下，即使仅有10分钟的运动，也可以发生这种现象。运动后降压效果可持续22～24小时，血压基础值越高的人的血压下降幅度越大。知道这种现象的高血压病人常常能够坚持有规律的运动。最理想的运动是30分钟中等强度（最大心率的64%～76%）的有氧运动。在这种强度的有氧运动后收缩压和舒张压可分别下降10～20 mmHg和6～10mmHg。

由于在运动当中对身体各系统的功能要求提高了，运动中的血压是升高的。总体来说运动强度每增加一个梅脱，运动中的收缩压升高8～12mmHg。缺乏运动的人，在开始锻炼时运动中的血压反应比较剧烈，也就是说每增加一个梅脱，运动中的收缩压升高超过8～12mmHg。经过一段时间锻炼后，可使同等运动负荷下运动中血压明显下降，缓解运动中的血压波动。如一个安静时收缩压等于150 mmHg的人在开始运动的第1周，采用3个梅脱的运动强度，运动中的收缩压可能超过180mmHg，随着运动时间的延长，运动中血压可能逐渐接近或低于180mmHg。数周的规律运动就有良好的降压效果。对原发性1、2级和没有临床并发症的3级高血压病人、接受药物治疗和无药物治疗的病人，参加运动都有良好的降压效果。

从高血压病人群心肺耐力低下和肥胖的身体素质特点可知，多数高血压病人群体力活动水平较低并且缺乏规律运动，因此高血压病人群的运动耐受能力也较差，但是可以通过逐渐改变生活方式得以提高。

小知识

1个梅脱是安静状态下消耗的氧气量，2个梅脱的运动强度就需要2倍的氧气量，当然3个梅脱的运动强度则需要3倍的氧气量。

二、运动为何能够降低血压

运动降低血压的机制并未完全明确，主要有以下作用：

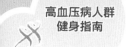

（一）降低血液中使动脉收缩的物质

血管收缩是血压升高的直接原因。血液和组织液中的一些化学物质通过作用于心血管活动而调节血压，这些物质是神经末梢释放的化学物质，这些物质可以使血管平滑肌收缩、血管口径缩小而使血压升高。最具有代表性的物质是去甲肾上腺素。运动会导致交感神经刺激肾上腺髓质释放肾上腺素和去甲肾上腺素，且这是与运动强度成比例发生的。肾上腺素和去甲肾上腺素可使外周血管（主要是细小动脉）阻力和心输出量（心脏收缩力增强）增加，最终结果是使动脉血压升高。近来在高血压个体中发现交感神经活性是增加的。相反，运动后肾上腺素和去甲肾上腺素的减少可能会导致运动后血压下降。通过规律运动可使去甲肾上腺素分泌减少、交感神经兴奋性下降，从而使血压下降。每天30～60分钟中等强度运动，1周后血液中肾上腺素和去甲肾上腺素水平就有显著下降。快速下降大约维持3周，此后2周保持缓慢下降，5周后保持较低的稳定水平。有研究发现，适当运动可使具有强烈缩血管作用的内皮素减少。

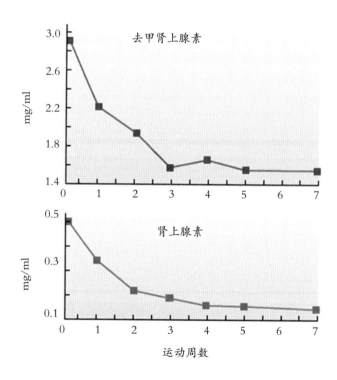

（二）增加血液循环中的扩血管物质

运动后血压急性下降与全身细小动脉平滑肌舒张使外周阻力降低有关，而且大多数研究发现全身和局部外周血管阻力在运动后血压下降阶段会比运动前有所降低，这种降低被认为是发生在整体而不仅仅是在某些运动肌群中的细小动脉。有研究发现运动中和运动后前列腺素、一氧化氮等舒张血管的物质增加。

（三）缓解高胰岛素血症

有人对空腹胰岛素与血压之间的关系进行了研究，证明中国人群胰岛素抵抗与高血压患病率有关。随着胰岛素抵抗程度的增强，高血压患病的风险性逐渐增高。胰岛素刺激内皮细胞产生的内皮素具有强大的缩血管功能，在高血压和冠心病的发生和发展过程中具有重要作用。高浓度的胰岛素不仅能促进血管平滑肌细胞血管紧张素Ⅱ受体增加，还能促进平滑肌细胞产生血管紧张素原，表明高浓度的胰岛素对血管组织局部的肾素、血管紧张素系统有重要活化作用。运动可以使胰岛素的敏感性增加，使原本升高的胰岛素水平下降，对预防和缓解高血压状态有着积极的作用。

（四）改善血管的神经调节

血管平滑肌的收缩和舒张主要受自主神经支配。血管平滑肌的紧张性活动主要来自交感缩血管中枢。血压水平的高低取决于多种心血管反射的整合结果。适当运动可以减轻交感缩血管中枢的张力，使血管平滑肌舒张，血压下降，从而使血压得到良好的调节。

（五）减少多种高血压病危险因素

研究结果表明，规律的有氧运动可以减少导致高血压病的多种危险因素，如肥胖、血脂异常、高血糖、胰岛素抵抗等，以减缓高血压发病的风险。因此，很多国家在其公共卫生政策中将规律的有氧运动作为减少高血压发病率的预防策略，并且明确指出，规律运动可以作为有效的或辅助的高血压治疗方法。

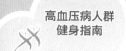

三、不同运动方式对血压的影响

（一）有氧运动

不同方式的有氧运动对血压的影响包括对运动中血压的影响和运动后血压的影响。不同方式、同等强度的有氧运动对运动中血压影响基本一致。

不同方式的有氧运动均可导致运动后安静血压下降的现象，人们容易做到的有氧运动方式包括步行、慢跑、骑自行车（中速以下）、划船（慢速）、秧歌舞、有氧健身操、柔力球、休闲游泳和水中步行、中轻度费力的家务劳动、庭院劳动、无负重或较轻负重上下楼梯、慢步登山、徒步郊游、下肢功率车和上肢功率车等。近来研究比较在相同强度下完成下肢功率车和上肢功率车运动，虽然参与的肌肉群不同，但都可以导致运动后安静血压下降，并且下降幅度并没有明显的差异。因此可以认为，运动肌肉群的数量并不能影响运动后安静血压下降幅度。还有研究证明这两种方法在促进运动后血压降低方面存在相同的作用，并认为这种运动方式可作为控制血压的一种方法，对于非高血压人群也可产生预防高血压病的作用。尤其对很肥胖或者伴有下肢关节损伤的人是一个福音，使用上肢功率计运动同样可以降血压。

（二）抗阻练习

过去，高血压病人被告知要避免进行抗阻练习，因为人们曾认为抗阻练习会升高血压。经过一系列的研究证实，适当的抗阻练习也可以降低血压，尽管它的作用不如有氧运动强大。如果把有氧运动与抗阻练习结合起来能够加强降低血压的作用。肌肉力量增加之后可以提高运动效率，可以增强肌肉神经的协调性，这些都有利于运动，并且有利于降低安静时和运动中的血压。有研究观察到抗阻练习可以增加肌肉内的毛细血管密度，有助于降低外周血管阻力。与有氧运动相似，抗阻练习也能够降低肾上腺素和去甲肾上腺素等具有收缩血管作用的激素水平。

我们所有的人，无论小孩还是老人都能够从某种抗阻练习中获益。生活中有许多抗阻练习的形式，如推、拉、拽、举、压这些动作实际都可以归为抗阻练习。

一般来说，抗阻练习的方案是：每周对每个大肌群（如胸部、肩部、上背部、下背部、腹部、臀部和下肢）训练2~3次，并且同一肌群练习的时间应间隔至少48小时，每一个肌群应运动2~4组。身体素质较差或老年人，抗阻练习中一组动作的重复次数为10~15次，或者是一次能够举起的最大重量（最大阻力）的40%~60%，身体素质好的成年人，抗阻练习中一组动作的重复次数为8~12次，或者是一次能够举起的最大重量（最大阻力）的60%~80%。采用上述训练方案，可以使收缩压下降3~5mmHg。尽管血压下降的幅度比较小，但是这种水平的血压下降能够减少5%~9%的冠心病、8%~14%的脑卒中以及4%的所有原因引起的死亡率。有研究比较40%和70%一次最大重复次数的运动强度，共3组，每组重复5次运动后证实血压正常人群存在有显著性运动后血压下降现象，这种血压降低幅度与强度为70%最大摄氧量的25分钟功率自行车运动后血压降低幅度相似。有研究直接比较血液动力学对有氧和抗阻练习的反应，指出不同运动方式所观察到的运动后降低安静血压持续时间和幅度没有显著差异。

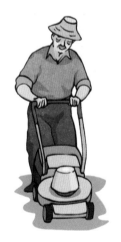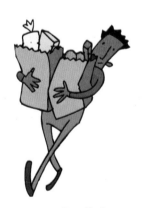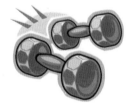

抗阻练习

（三）长期静力运动对血压的影响

有研究表明静力运动可以降低高血压人群的安静血压。在一项研究中，受试者每天进行4次、每次2分钟的静止握力收缩，每周3次，共进行8

周，结果发现安静收缩压平均降低大约13mmHg，而安静舒张压降低大约15mmHg。收缩是以30％的最大能力进行的，两次收缩之间休息3分钟。第二项实验，包括以50％的最大能力进行4次持续45秒的收缩，两次收缩之间休息1分钟，每周5次，共进行5周。安静收缩压和舒张压在统计学上明显降低，分别为大约10mmHg和9mmHg。另一项研究表明，血压正常的成年人以30％的最大随意收缩进行每天4次、每次3分钟的静力握力运动，每周4次，共进行5周。结果显示安静舒张压有统计学上的明显降低，大约5mmHg，而安静收缩压没有统计学上的明显降低。总之，系列研究结果提示静力运动对成年人高血压人群有降低血压的作用，尤其是降低舒张压的作用。

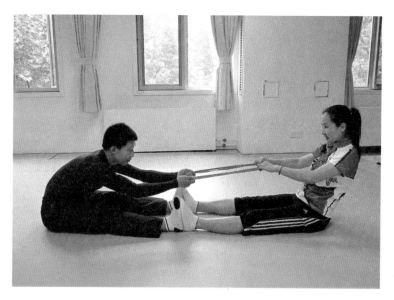

静力练习

有很多静力练习的形式，当你对一个物体用力时，如推、拉、拽、提、握等，只要没有发生肢体位移都属于静力性练习。例如，中国传统健身操里的站桩、太极拳里的高位马步等等。

（四）柔韧性练习对血压的影响

瑜伽、普拉提等运动形式都是结合低强度有氧和柔韧性练习的形式。这类练习得当的话，可以增加关节的活动度、增加平衡能力、减少运动损伤，缓解运动中僵硬的感觉以及缓解高血压病人的紧张情绪。这类练习中都伴有所谓丹田式腹式深呼吸，加上舒缓的音乐，可有降低血压的作用。

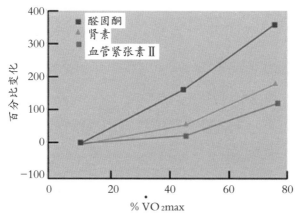

不同运动强度时醛固酮、肾素和血管紧张素Ⅱ的变化

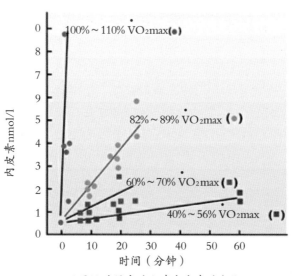

不同运动强度时血清内皮素的变化

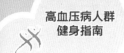

四、不同运动强度对血压的影响

对于没有使用药物控制血压的人来说，单一运动中的血压变化是收缩压升高，并且随着运动强度的增加而升高。从图中可以看出，随着运动强度的增加，血液中的醛固酮、肾素、血管紧张素及血清内皮素等使血管收缩的物质浓度升高。中等强度运动中内皮素的浓度仅为较大强度运动中的1/2，并且在同等强度下内皮素的浓度随运动时间的延长而升高。

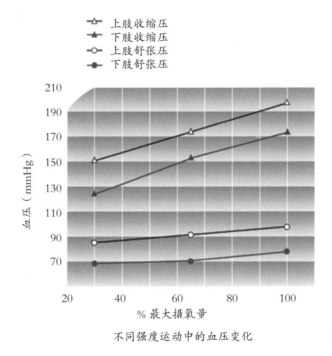

不同强度运动中的血压变化

如前所述，内皮素是强烈的使动脉收缩的物质，它的升高是引起运动中血压升高的原因之一。关于运动强度对运动后安静血压的影响，大多数研究采用40％～100％最大摄氧量（VO_2max）的功率自行车方案，通过测量最大摄氧量，心率储备，预测最大心率作为指标。不同运动强度对血压的直接比较，绝大部分研究发现运动后安静血压下降与运动强度无关。研究者让血压正常受试者分别做强度为50％和75％最大摄氧量30分钟功率自行车运动后，并没有发现运动后安静血压下降幅度上有明显差异。在一项研究中，高血压人群分别做强度为40%和70%最大摄氧量30分钟多组功率自行车运动后，也没有发现运动后安静血压下降幅度上有明显差异。采用一个更为广泛的运动强度范围，有人在强度为30%、50%、80% 最大摄氧量40分钟运动后还是发现存在相似的运动后安静血压下降现象。有报道血压正常者完成短时间大强度和较长时间中等强度相同运动量后，发现运动后血压下降的幅度是相似的。然而，仅有两个研究报道发现不同运动强度对于运动后低血压的影响是不同的。有研究发现在强度为30%、50%、75%峰值摄氧量45分钟功率自行车运动后发现，运动后血压下降会在较大强度运动后出现更为持久和更为显著性的降低。

非高血压者运动中的正常血压反应是：①运动中收缩压随运动强度增加，活动强度每增加1梅脱，收缩压升高8~12mmHg，在进行功率车运动时，每增加50瓦功率（300kg·m/min），收缩压平均升高10~15mmHg；②大多数血压正常者人在进行递增运动负荷试验达最高水平时，平均血压是180~200/65~85mmHg；③年龄越大，同等负荷下血压升高的幅度越大，男性运动中的最大收缩压常比女性高出20mmHg，可达220mmHg。有些非高血压者运动中血压可能出现异常升高，中等强度运动时（6梅脱），收缩压≥200mmHg，舒张压升高幅度≥20mmHg，甚至血压达≥230/100mmHg 。这种变化是心血管疾病发病率和死亡率的强烈预测因子。

以台阶试验为例，用20厘米高的台阶，分别以每分钟20和30次的频率进行台阶试验，增加的功能能力分别是3.9和5.5梅脱，预计血压正常者收缩压升高的幅度分别在30~50mmHg以上。运动中舒张压有轻微变化或基本维持稳定。

高血压病人由于安静血压比较高，高血压病人在运动中的血压比血压正常者要高，加上在同等负荷时收缩压升高的幅度可达非高血压者2倍，因此运动中高血压病人血压有较大幅度升高。高血压病人因血管舒张功能受损，运动中舒张压可以没有变化或轻度升高。增加运动强度会使运动中的血压显著升高，而对运动后血压下降幅度影响不大，而较小运动强度可引起较大幅度的舒张压下降。

53

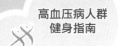
综上所述，高血压病人宜采用中低强度的运动，避免运动中血压过高诱发心脑血管并发症。

五、运动时间对血压的影响

在同等强度下，随着运动时间的延长，血液中肾上腺素和去甲肾上腺素等使动脉收缩的物质水平越高，运动中的收缩压越高。并且随着运动时间的延长，心率增加幅度提高，心脏负担加重。因此，高血压病人每次运动时间应控制在20～60分钟内。

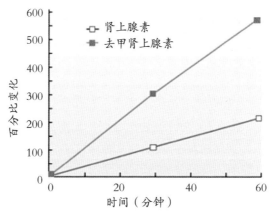

运动时间与血液中的肾上腺素和去甲肾上腺素水平

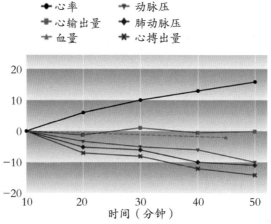

运动中不同时段的心血管反应（%运动开始后10分钟值）

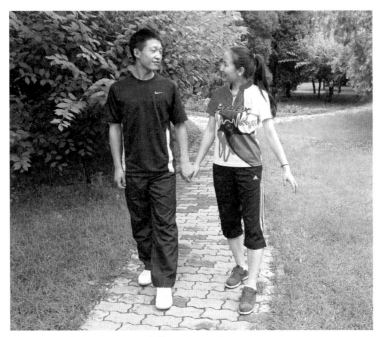

有氧运动——步行

　　最短3分钟至最长170分钟持续运动时间后均可观察到运动后安静血压下降的现象。大多数健身计划采用20～60分钟耐力性运动。以高血压病人为研究对象的研究中，认为运动后安静血压降低的幅度会随着运动持续时间的增加而更为明显。有人比较45分钟运动和25分钟运动后，发现收缩压和舒张压都有较大幅度的降低，45分钟运动组运动后安静时收缩压下降维持的时间更长。一般认为运动后安静血压下降的幅度，在一定时间范围内（如10～60分钟内）会随着运动持续时间的增加而更为明显。

六、一次运动对安静血压的影响

　　一次运动后数分钟血压可立即降低。运动医学专家将一次运动后动脉血压下降至低于对照水平定义为运动后血压下降。运动后血压下降可以发生在血压正常的年轻人、中年人和老年人，无论男性和女性均可出现运动后血压下降现象，高血压病人群的血压降低幅度最大。研究表明，运动前平均为147/94mmHg的血压，在运动后几小时内收缩压和舒张压降低，平均分别下降15 mmHg和4mmHg。这些一次运动引起的血

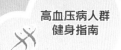

压下降对高血压病人很重要，不仅能够降低日间血压，还能提供许多与健康相关的益处。运动后血压下降幅度与运动形式、持续时间及运动前血压水平等因素有关。

七、运动后安静血压下降的持续时间

运动后安静血压下降的持续时间是很多人关注的问题。运动后安静血压下降现象开始被发现是在运动后最初几分钟，或是在运动后30～60分钟之间发生。到目前为止，运动后安静血压下降持续时间最长的是在观察中年高血压病人运动后发现的，这种现象可持续达到22小时。收缩压下降的持续时间常常超过舒张压下降的持续时间。研究还发现，运动导致的血压下降现象主要表现在对日间血压的影响，而对夜间血压的影响较小。

总之，研究表明，有氧运动能降低血压正常以及高血压的人的安静血压。有氧运动使高血压的人群血压降低水平比血压正常的人更加明显。有氧运动可降低运动中血压和在固定的负荷运动时测量的血压。运动降低血压效果在不同年龄、性别与种族的人群间无显著差异。但是运动对青春期高血压的作用尚不能肯定。有关不同运动变量对运动后安静血压下降影响总结见表2-3。

表2-3　影响运动后安静血压下降的不同运动变量

运动变量	范围
运动方式	走路、跑步、功率自行车、抗阻练习
运动强度	40%～100%最大摄氧量
运动持续时间	3～170分钟都可以，多数研究采用20～60分钟
运动后安静血压下降持续时间	数分钟至数小时之间，最长达22小时

第三节　科学的健身运动使高血压病人群全面获益

适当运动不仅可以有效预防高血压、降低运动中血压、降低运动后安静血压，还可以使高血压病人群全面获益。主要表现在以下方面。

一、提高心肺耐力

有规律的有氧运动可以显著提高心肺耐力。心肺耐力随着年龄的增加而下降。规律的体力活动或运动可以提高高血压人群的心肺耐力。主要表现为：①通过对心血管中枢的良好调节作用减少心肌耗氧量，对呼吸功能的良好调节增加了氧气摄入量；②通过增加骨骼肌毛细血管密度、改善骨骼肌代谢等机制增加骨骼肌利用氧气的能力；③降低同等负荷运动中和安静时的心率和血压；④减少运动时疾病症状或体征（如心绞痛、缺血性ST段压低、跛行）的发生率。

二、降低冠状动脉疾病危险因素

冠状动脉疾病的主要病理变化是动脉粥样硬化。动脉粥样硬化是发生在全身大中动脉内膜的病变，以形成多发性纤维脂肪斑块为病变特征，使动脉壁增厚变硬、血管狭窄，血流量减少，引起多个器官的缺血性病变。动脉粥样硬化是因为多种危险因素长期作用于人体而发生的。控制和减少冠状动脉疾病危险因素可以延缓或阻止疾病的发生发展。规律的体力活动或运动可以显著降低冠状动脉疾病危险因素，包括以下改变：①降低安静时收缩压/舒张压；②增加血清高密度脂蛋白胆固醇和降低血清甘油三酯；③降低身体总脂肪，减少腹腔内脂肪；④增加胰岛素敏感性、减少胰岛素需要量，改善葡萄糖耐量；⑤降低血小板黏附和凝集能力，降低血液黏稠度，预防血栓形成等冠状动脉疾病的并发症。

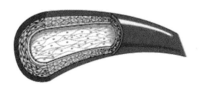

正常动脉

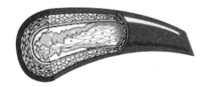

粥样硬化的动脉

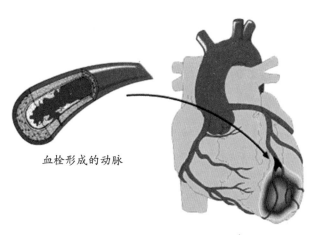

血栓形成的动脉

心肌梗死

三、降低高血压病发病率和死亡率

高血压病人群进行规律的体力活动或运动可以延缓疾病的发生发展，减少高血压病人的内脏损伤，并且可以减少其他疾病的严重程度及死亡率。主要包括：①对于非高血压病人群具有显著的预防高血压发生的作用；②可以降低合并其他心血管疾病、冠状动脉疾病、中风、2型糖尿病、骨折、结肠和乳腺癌及膀胱疾病的发生率；③降低与高血压病相关的死亡率；④有预防心血管事件，如心绞痛、心肌梗死再次发生的作用。

四、其他收益

高血压病人群进行规律的体力活动或运动，可以减缓焦虑和抑郁，增强老年人的身体素质和独立生活能力，增加幸福感，增加工作、娱乐和活动能力，减少老年摔倒或因摔倒而受伤的风险，预防或缓解老年人的功能受限，提高生活质量。

第三章

高血压病人群
健身锻炼前的准备

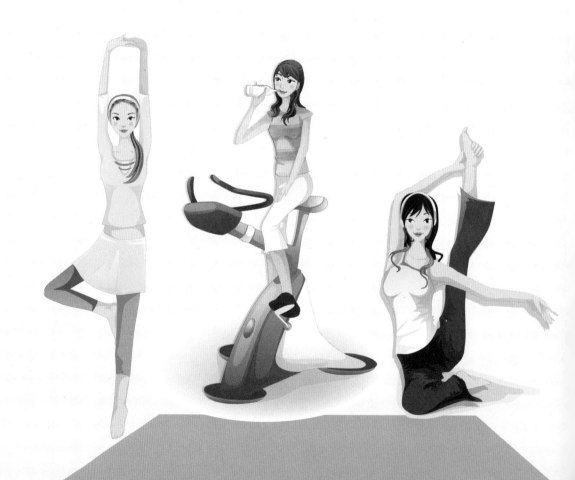

由于高血压人群可能存在心血管疾病的危险因素，越是静坐少动的人群存在的危险因素可能越多，但是很多人并不知道自己的健康状态，因此在健身锻炼之前，应该充分考虑不同个体的健康状态、血压水平及相关因素、是否服用某些药物、潜在的心血管疾病危险因素、有无并存的临床情况、生活方式特点、健身目标、健身现状等因素。这些信息来自病人的家族史、病史、体格检查及实验室检查。在了解这些因素的基础上，可以：①确定血压水平及其他心血管疾病危险因素；②判断高血压的原因（明确有无继发性高血压）；③寻找靶器官损害以及相关临床情况；④运动中的血压反应。这些因素对确定健身计划的主要内容产生明显的影响。

第一节　血压水平及相关因素

一、既往血压水平及高血压病程

（1）高血压病人群应了解自己有无高血压、糖尿病、血脂异常、冠心病、脑卒中或肾脏病的家族史。

（2）说明自己患高血压的时间、血压水平、是否接受过抗高血压治疗及其疗效和副作用。

（3）目前及既往有无心血管疾病、糖尿病及其他慢性疾病的症状及既往史或病史及其治疗情况，有无提示继发性高血压的症状。

（4）说明自己生活方式特点：仔细回忆膳食中的脂肪、盐、酒摄入量，吸烟数量，体力活动量，成年后体重增加情况。

（5）回忆曾否服用可能升高血压的药物，如口服避孕药、非甾体类抗炎药、甘草等，排除药物导致的高血压。

（6）说明可能影响高血压病程及疗效的个人心理、社会和环境因素，包括家庭情况、工作环境及文化程度等心理社会因素。

按照中国高血压防治指南的诊断标准，高血压1级和高血压2级病人是运动疗法的适应证。高血压3级病人应在药物治疗的基础上，视血压控制情况增加运动治疗。

二、医学检查及实验室测试

仔细的体格检查有助于发现继发性高血压的线索及相关器官损害的情况。在参加健身锻炼之前应在医疗单位完成医学检查及实验室测试。医学检查包括正确测量血压（必要时测下肢血压），测量身高、体重，计算体重指数（BMI），测量腰围及臀围，检查眼底等。

实验室测试包括血生化（钾、空腹血糖、血清总胆固醇、甘油三酯、高密度脂蛋白胆固醇、低密度脂蛋白胆固醇、尿酸、肌酐）、全血细胞计数、血红蛋白和血细胞比容、尿液分析（尿蛋白、糖和尿沉渣镜检）、心电图等常规实验室等。

心脏的心电图、超声波检查可以获得高血压心脏损伤的证据。肾功能检查可以及时发现高血压肾脏损伤。眼底镜检查如果发现1级和2级视网膜病变，可作为靶器官损伤的参考依据。而3级和4级视网膜病变则肯定是严重高血压并发症，故眼底发现出血、渗出和视乳头水肿列为临床并存情况。

三、心血管疾病危险因素

如前所述，心血管疾病的负面因素包括家族史、高血压、血脂异常、糖尿病前期或糖尿病、肥胖、吸烟及静坐少动的生活方式等7项，正面因素包括高水平的高密度脂蛋白胆固醇和适当运动2项。正面因素可以抵消负面因素，两类因素相加后结果为危险因素总数。

四、高血压病人群的危险分层

根据高血压病人心血管危险因素的数量，是否心、脑、肾等靶器官损害或糖尿病，以及是否并存高血压的临床情况，将高血压病人按危险度分为以下4组（见表1-3）：

（一）低危组

男性年龄＜55岁、女性年龄＜65岁，高血压1级、无其他危险因素者，属低危组。典型情况下，10年随访中病人发生主要心血管事件的危险＜15%。

（二）中危组

高血压2级或1～2级同时伴有1～2个危险因素时，应由医生决定是否给病人进行药物治疗，开始药物治疗前应经多长时间的观察。典型情况下，该组病人随后10年内发生主要心血管事件的危险约15%～20%，若病人属高血压1级，兼有一种危险因素，10年内发生心血管事件危险约15%。

低、中危高血压病人参加低（＜40% 储备心率）到中等强度（40%～60%储备心率）、运动之前不需要进行症状限制性运动负荷试验。但是计划进行较大强度运动的高血压病人（如≥60%储备心率）应该进行医务监督下的症状限制性运动测试（SLET）。

（三）高危组

高血压水平属1级或2级，兼有3种或更多危险因素，合并糖尿病或有心、脑、肾等靶器官损害；高血压水平属3级，但无其他危险因素病人属高危组。典型情况下，他们随后10年间发生主要心血管事件的危险约为20%～30%。

此组病人在参加中等强度运动之前，应进行运动测试，但参加低强度或非常低强度活动时则不需要。

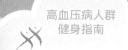

（四）很高危组

高血压3 级同时有1 种以上危险因素或伴有糖尿病或靶器官损害，或高血压1～3 级并有临床相关疾病。典型情况下，随后10 年间发生主要心血管事件的危险≥30％是最高的。如为很高危组，应迅速开始最积极的治疗。建议这些人参加已经习惯的低强度运动，如散步。

五、高血压病人群从事健身运动的适应证与禁忌证

（一）适应证

适应于从事健身运动的高血压病人群主要是：

（1）高血压病人群危险分层中低危和中危病人。

（2）高危病人应在药物的良好控制之下实施运动疗法，或者采用已经适应的体力活动或运动，如散步、太极拳等。

（3）很高危组的病人应积极采用药物治疗，暂缓从事健身运动。

（4）高血压病人心、脑和肾等重要器官损伤，但病情稳定后，则按发生损害的器官制定相应的健身运动方案。

（二）禁忌证

（1）安静时血压未能很好控制或超过180/110mmHg的病人。

（2）重度高血压、高血压危象、高血压脑病或急进型高血压病病人。

（3）高血压合并有心功能衰竭、不稳定心绞痛、伴有心功能不全者。

（4）高血压病伴有主动脉瓣狭窄、肥厚性心肌病、急性感染、眼底出血、糖尿病酸中毒、下肢坏疽、严重的甲状腺功能低下、肾功能不全。

（5）运动负荷试验中出现严重心律不齐、心电图ST段异常、心绞痛发作及血压急剧升高者，以及禁忌运动负荷试验者，也禁忌实施

运动疗法。

（6）伴有运动器官损伤，如关节炎、肌肉痛者应避免运动。

（7）继发性高血压病应按其病因进行治疗。

（三）高血压病人群运动的安全性

一般来说，低危和中危高血压病人群从事中等及以下强度的有氧运动是安全的，耐力运动的"正常"血液动力学反应是收缩压的逐渐升高，运动强度每增加1梅脱，收缩压升高8~12mmHg，因此运动强度越大，运动中的收缩压越高。同等负荷下运动，男性收缩压升高的最大幅度比女性高20mmHg，通常在160~220mmHg之间，而舒张压通常轻微降低或保持不变。有些血压正常者和高血压病人的收缩压对运动强度的反应比较敏感，在运动强度增加1梅脱时，收缩压提高20mmHg，因此在较大强度和大强度运动中，高血压病人的运动风险增加，剧烈的体力活动甚至能促使某些人发生急性心肌梗死或心脏停搏。

病理生理学的证据提示，较大强度的运动会在提高心肌的耗氧量及缩短心室舒张期和冠状动脉灌注时间的情况下，有可能诱发心肌的短暂缺氧，在冠脉循环灌注不足的情况下，极有可能导致心律失常。较大强度体力活动能触发急性心肌梗死的观点，特别是对那些有潜在的或已知的心脏疾病而不常运动的人，也已经被一些研究证实。其发生机制是通过心率和收缩压的突然增加，诱导有病变的冠状动脉段发生痉挛，或膜冠状动脉的扭曲引起动脉粥样硬化斑破裂，继而形成血栓阻塞冠状动脉而发生。

为了增强高血压病人群运动的安全性，应注意以下问题：

（1）对于有心血管并发症的高危人群，应在医务监督下进行健身锻炼。

（2）当高血压病人安静血压≥180/110mmHg时，应先在医生指导下使用降血压药物，适当控制血压后再进行健身锻炼，或者进行已经习惯的健身活动，如散步等。

（3）收缩压>200mmHg，或舒张压>110mmHg是运动负荷试验的禁忌症。

（四）高血压病人群运动的注意事项

（1）高血压病人群运动与药物治疗的关系。对于在高血压治疗策略中建议使用药物治疗的高血压病人，健身运动不能代替药物治疗，但与药物治疗结合进行常能取得更佳疗效。服用某些降压药物会影响安静时或运动时的心率，也可能会影响运动能力，因此在就诊时应告知医生病人运动状态，以便选择适宜的药物。

（2）高血压病人群在运动前应常规测量血压。在开始参加运动的1~2周，每次运动结束时应马上测量血压，用以观察运动中的血压变化和调整健身运动方案。通常运动结束后15分钟血压可以降至运动前的水平，此后血压呈现缓慢下降，通常收缩压可下降10~20mmHg，舒张压可下降6~10mmHg，此下降幅度可以维持10~22小时。这种血压反应有一定的个体差异，因此每位高血压病人均应注意观察运动后的血压变化。

（3）高血压人群的健身运动应在具有良好医学知识、熟悉高血压病基本病理变化、熟悉高血压病人在运动中和运动后变化的专业人员，或接受过运动人体科学专业训练，或国家级社会体育指导员等专业人员指导下进行。

（4）高血压人群在寒冷季节运动时应注意保暖，减少裸露皮肤的面积，避免在寒冷有风的天气中运动。夏季应选择宽松透气性好的服装，选择每天比较凉爽的时间段进行运动。注意运动前、运动中和运动后的补水，采用少量多次的方式补水，每小时补水不超过1000毫升。没有大量出汗的情况下，不要饮用运动饮料。避免在湿热天气中运动。

（5）所有运动中都要精神放松、情绪愉快，动作要有节律，不要过度用力，呼吸要自然，不屏息。不要长时间使头低于心脏的位置，不要做过度弯腰或长时间上肢举过头部的动作。

（6）运动应与休息交替进行，避免过度疲劳。

（7）锻炼要持之以恒，坚持每天运动，适当增加生活中的体力活动，如家务活动、购物或庭院劳动等。

第二节　身体素质测试与评价

在进行身体素质测试前应该了解高血压病人生活中体力活动状态和参加健身锻炼的情况，为确定健身计划中的运动量提供信息。对健身锻炼情况的了解应包括：①参加运动锻炼时的运动方式、每周运动的次数、每次运动的持续时间、运动中的自我感觉、有无运动强度的控制和监测，以及有无运动伤病的发生；②是否进行过健身测试和测试结果与评价。

一、运动负荷试验

运动负荷试验是测量心肺耐力的重要方法。

（一）运动负荷试验的选择

在测试前，根据高血压病人群的危险分层（低、中、高危及很高危）不同，推荐的运动测试有所差别：

（1）高血压病人群在进行运动测试前应先进行医学评估。评估的内容根据运动强度和个体的临床状态而不同。

（2）计划进行较大强度（如≥60％储备心率）运动的高血压病人，应该进行医务监督下的症状限制性运动测试。这类测试是在具备一定监测条件的实验室或医院完成。

（3）低危组和中危组的病人（血压＜180/110mmHg）想要参加低强度或非常低强度（如<40％储备心率）到中等强度（40％～59％储备心率）运动时，除了常规医疗评估，不需要进行症状限制性递增运动负荷试验。

（4）危险分层高危组的病人在参加中等强度运动之前，应进行运动测试，但参加低强度或非常低强度活动时则不需要。

（5）尽管要进行正式的评估，但是大部分高血压病人可以进行中等强度的有氧运动。

（6）安静收缩压>200mmHg和/或舒张压>110mmHg是运动测试的禁忌症。

（7）如果运动测试是为了非诊断性的目的，病人可以在测试时间段服用药物。当测试是出于诊断性目的时，在医生许可条件下，病人应该在测试前停药。

（8）服用β阻断剂的病人会有运动心率反应变弱，最大运动能力减弱的反应。服用利尿剂的病人会出现低血钾、心律紊乱，或潜在的假阳性测试结果。

（二）运动负荷试验

进行运动负荷试验的目的在于判断健身锻炼参加者的心肺耐力水平、运动中的心血管反应，特别是运动中或运动后即刻的血压变化，从而判断运动参加者对运动的承受能力，为制定健身计划提供科学依据。

在此介绍两种简易的运动负荷试验。

1. 场地测试

场地测试是指在给定的时间内行走或跑动完成一定的距离，或是以行走或跑动的形式完成给定的距离，然后根据心率、距离、时间等相关指标来推算心肺耐力的一种测试方式。场地测试是推测最大摄氧量的一种比较简便易行的方法，特别是在不具备专业仪器设备时候，便可测出运动者的心肺耐力。这种测试方式更是大众健身应用中首选的方式。高血压病人群可以采用1公里走场地测试。

在进行测试前给受试者佩戴心率表，并有助手记录时间。测试时要求受试者以最快的速度走完1公里的距离，行走过程中受试者应尽力快走，以尽量避免因受试者主观上的懈怠情绪影响测试结果。在完成1公里的距离时，记录即刻的心率(次/分)和行走所用的时间(分秒)。若没有心率表，可在完成1公里走后即刻测15秒钟心跳次数，乘以4得出快走结束即刻心率。利用下列公式计算出最大摄氧量，其中性别男性为1，女性为0，体重以千克为单位，时间以分钟为单位。经计算获得最大摄氧量绝对值(升/分钟)后除以体重可得到最大摄氧量的相对值。

最大摄氧量(L/min) = 6.703 + 0.483 × 性别 + 0.015 × 体重(kg)−0.018 × 心率(bpm)−0.379 × 时间(min)

如一个45岁女士安静时收缩压158mmHg，舒张压88 mmHg，尽力步行1公里的时间是10分钟10秒，折合10.17分钟，步行结束即刻15秒心率（脉搏）为28，乘以4后得知每分钟心率为122次，步行结束即刻血压为178 mmHg，舒张压86 mmHg，带入上述公式得到该女士的最大摄氧量绝对值为1.35357升，除以体重后，再除以3.5得到代谢当量值为7.39梅脱。

另外按照步行公式（耗氧量 = 0.1 × 速度+1.8 × 速度 × 坡度+3.5）计算得出这种速度运动的耗氧量为13.5毫升/（分钟·体重），除以3.5得到代谢当量值为3.86梅脱。

此项测试结果显示此女士的心肺耐力较差，这种步行速度对她来说是典型的中等强度，运动中的血压反应正常，因此步行速度为适宜强度。

2. 二次台阶试验

可以用二次台阶试验结果评价最大摄氧量。这种试验采用同一高度、两种频率的方法进行测试，两次频率转换时无间歇，测每阶段结束即刻15秒心率（脉搏）。不同年龄段普通人群使用的台阶高度和频率见表3-1。中年高血压人群可以选用老年人的台阶试验参数。

表3-1　台阶高度及频率

	台阶高度（厘米）	频率1（次/分）	频率2（次/分）
老年组	15	15	25
中年组	20	22	30

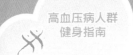
利用下述公式可以计算出心肺功能能力（F.C.）

F.C.= Q×(HRmax−心率1)+METs1
Q=（METs2−METs1）/（心率2−心率 1）
METs = 登台阶频率×（2.394×台阶高度/100+0.2）/3.5+1
HRmax = 206.9−0.67×年龄；
HRmax——最大心率
METs——梅脱值

45岁女士分别以20次和30次的频率上下15厘米高度的台阶3分钟，3分钟即刻心率分别为108和142次/分，血压178/86mmHg和198/84 mmHg，属于正常血压反应，经用上述公式计算得到其代谢当量为7.44梅脱。由于高血压病人基线血压比较高，尽管运动中的血压反应正常，但是运动强度较大时，收缩压通常较高，因此高血压病人的运动强度应控制在中低强度范围内。在本试验中，两个频率的台阶负荷分别为4.19和5.79梅脱。前一负荷属于中等负荷，而后一负荷属于较大负荷。

有条件时可以到相关实验室进行心电监护下的运动平板试验或功率车试验，能够更准确地反映运动中和运动后的血压反应。对于不具备测试条件的人群，应将运动强度控制在中等强度或以下。可以将运动中最大心率控制在安全范围内。在田野教授主持的研究中指出，轻、中度高血压病病人的最大安全运动心率为193减去年龄，如50岁女性，收缩压158mmHg，舒张压88 mmHg，她的最大安全心率为每分钟143次。也就是说，在运动中每分钟心率不超过143次的运动强度对她是安全的。

（三）心肺耐力评价

心肺耐力的好坏是身体主要机能健康的保证。在人的一生中，其变化有其独特的规律。一般来说，成年后心肺耐力随着年龄的增长逐渐下降。体重指数与心肺耐力呈负相关，体力活动水平高者比静坐少动生活方式人群心肺耐力好，吸烟者比不抽烟者其心肺耐力明显要差。因此，在人的一生中，要保持适宜的体重指数、养成参加健身锻炼的习惯、不吸烟，这样有助于提高心肺耐力，促进健康。

　　最大摄氧量或最大代谢当量可以作为反映心肺耐力的指标，心肺耐力可作为体力活动水平的客观指标。也就是说，代表人体代谢当量的梅脱值越大，人体的心肺耐力越好，体力活动越充足。相反，最大代谢当量值越小、心肺耐力越差，体力活动水平越低。在Blair教授主持的美国Cooper研究所开展的有氧中心纵向研究（ACLS）中将每一个年龄段人群的心肺耐力分为低、中、高三种水平，详见表3-2。

表3-2　不同性别和年龄的最大代谢当量（梅脱）*

心肺耐力	男性年龄组（岁）			
	20~39	40~49	50~59	60~
低	≤10.5	≤9.9	≤8.8	≤7.5
中	10.6~12.7	10.0~12.1	8.9~10.9	7.6~9.7
高	>12.7	>12.1	>10.9	>9.7

心肺耐力	女性年龄组（岁）			
	20~39	40~49	50~59	60~
低	≤8.1	≤7.5	≤6.5	≤5.7
中	8.2~10.5	7.6~9.5	6.6~8.3	5.7~7.5
高	>10.5	>9.5	>8.3	>7.5

*依Blair等

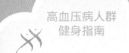

Blair教授的研究证明，体力活动不足是很多疾病的重要原因，也是高血压病发生的重要原因。此研究还显示了心肺耐力对高血压人群死亡风险的影响，低心肺耐力水平的高血压病人的死亡风险大约是中和高水平心肺耐力者的2倍。因此，体力活动可以提高高血压病人的心肺耐力，可以降低此人群的死亡风险。

缺少体力活动是心肺耐力低下的主要原因。肥胖人群多参加体力活动、加强运动锻炼可以提高心肺耐力。体重正常人群采用静坐少动的生活方式可使心肺耐力下降。

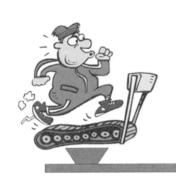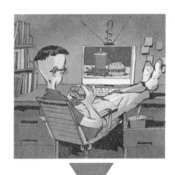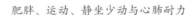

肥胖、运动、静坐少动与心肺耐力

二、体重及身体成分

身高是指站立时头顶至地面的垂直距离，它是反映骨骼生长发育情况的重要指标。身高受年龄、性别、种族地区和体育锻炼等因素的影响。

腰围是间接反映人体脂肪状态的简易指标。腰围的大小，不仅可以反映出人的体型特点，而且保持腰围的适当比例关系，对人的身体素质、健康及其寿命有着重要意义。

（一）理想体重

由身高和体重确定人体的理想体重，身高的单位是厘米(cm)，体重的单位是千克（kg）。这是最为简单常用的指标。

理想体重（kg）＝身高（cm）－105

正常体重＝理想体重±10%理性体重

体重超出理想体重10%～20%称为超重，体重超出理想体重21%～30%称为轻度肥胖，超出理想体重31%～40%为中度肥胖，超出理想体重40%以上为重度肥胖。低于正常体重为低体重。

如某人身高是175厘米，他的理想体重是70千克，正常体重范围是63～77千克。若超过77千克则超重，超过84千克为肥胖。

（二）腰围

按照我国肥胖工作组的标准，我国健康成年男性的腰围应小于85厘米（25.5寸），女性腰围应小于80厘米（24寸）。腰围越大，健康的风险越大。通俗地说是"腰带越长、寿命越短"。

（三）体重指数

体重指数（BMI）的正常值：18.5～23.9。

体重指数和体脂百分比可以反映人体的脂肪含量，二者结合可以预测健康风险。体重指数和体脂百分比过低或过高均可增加健康风险，但是不同性别和年龄的标准不同，详见表3-3。

表3-3　基于体重指数和体脂百分比预测健康风险

性别	BMI（Kg/m²）	健康风险	体脂百分比		
			20～39岁	40～59岁	60～79岁
男性	＜18.5	升高	＜8%	＜11%	＜13%
	18.6～24.9	平均水平	8%～19%	11%～21%	13%～24%
	25.0～29.9	升高	20%～24%	22%～27%	25%～29%
	＞30	高	≥25%	≥28%	≥30%

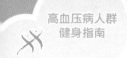

（续表）

性别	BMI（Kg/m²）	健康风险	体脂百分比		
			20～39岁	40～59岁	60～79岁
女性	<18.5	升高	<21%	<23%	<24%
	18.6～24.9	平均水平	21%～32%	23%～33%	24%～35%
	25.0～29.9	升高	33%～38%	34%～39%	36%～41%
	>30	高	≥39%	≥40%	≥42%

（四）体脂百分比

　　体脂百分比是指身体脂肪重量在体重中所占的百分比，是能够准确判断人体肥胖度的指标，现在很多健康管理部门通过一些仪器可以测出人体脂肪重量，从而推算出体脂百分比。尽管多数人关于准确的体脂百分比与最低健康风险关系的意见还没有定论，但是男性体脂百分比在10%～22%和女性体脂百分比在20%～32%范围内对健康是有益的。表3-4、表3-5是对不同年龄的男性和女性的体脂百分比。我们先在对应的年龄段中找到与自己相近的体脂百分比，然后作出判断。

表3-4　男性体脂百分比评价

评价	年龄（岁）					
	20～29	30～39	40～49	50～59	60～69	70～79
非常瘦	≤6.3	≤9.9	≤12.8	≤14.4	≤15.5	≤15.2
优秀	10.5	14.5	17.4	19.1	19.7	20.4
良好	14.8	18.2	20.6	22.1	22.6	23.1

（续表）

评价	年龄（岁）					
	20 ~ 29	30 ~ 39	40 ~ 49	50 ~ 59	60 ~ 69	70 ~ 79
一般	18.6	21.3	23.4	24.6	25.2	24.8
较差	23.1	24.9	26.6	27.8	28.4	27.6
很差	≥33.3	≥34.3	≥35.0	≥36.4	≥36.8	≥35.5

引自Cooper研究所数据.更多的信息请访问 www.cooperinstitute.org.

表3-5 女性体脂百分比评价

评价	年龄（岁）					
	20 ~ 29	30 ~ 39	40 ~ 49	50 ~ 59	60 ~ 69	70 ~ 79
非常瘦	≤13.6	≤14.0	≤15.6	≤17.2	≤17.7	≤16.6
优秀	16.5	17.4	19.8	22.5	23.2	24.0
良好	19.4	20.8	23.8	27.0	27.9	28.6
一般	22.7	24.6	27.6	30.4	31.3	31.8
较差	27.1	29.1	31.9	34.5	35.4	36.0
很差	≥38.9	≥39.4	≥39.8	≥40.4	≥40.8	≥40.5

引自Cooper研究所数据.更多的信息请访问 www.cooperinstitute.org.

三、肌肉力量和肌肉耐力

肌肉力量和肌肉耐力是健康相关体适能的组成部分，并能改善或维持：①骨骼重量，其与骨质疏松相关；②糖耐量，其与2型糖尿病相关；③肌腱完整性，与较低的损伤风险相关；④完成日常活动能力；⑤肌肉重量和基础代谢率，与体重控制相关。

肌肉力量指肌肉用力的能力。肌肉耐力指肌肉持续收缩的能力或重复收缩的次数。传统的力量测试指肌肉少数几次重复用力（＜3次）以达到瞬间疲劳时测得的肌力，而多次（＞12）重复用力以达到瞬间疲劳时测得的肌力为耐力测试。不过，最大重复次数（4、6、8次）也可用于力量测试。如握力、背力测试是常用的肌肉力量测试方法，而俯卧撑、仰卧起坐是常用的肌肉耐力测试方法。30秒坐站试验和单臂屈曲测试是常用于老年人的肌肉力量和耐力测试方法。

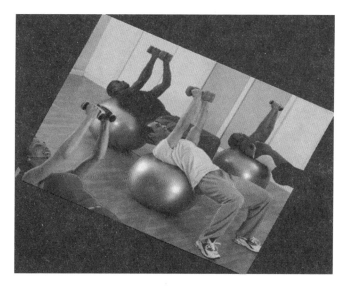

核心力量练习

四、柔韧性

柔韧性是移动某一关节使其达到最大活动范围的能力。坐位体前屈测试常用于测腰部和髋关节柔韧性。

五、全面评价

一个典型的体适能评价包括以下内容：

（1）前期筛查/危险分层；

（2）静息心率、血压、身高、体重、心电图（必要时）；

（3）心肺适能：场地测试、台阶试验；

（4）体重及身体成分：体重、腰围、体重指数、体脂百分比；

（5）肌肉力量：握力、背力；

（6）肌肉耐力：仰卧起坐测试、俯卧撑测试；

（7）柔韧性：坐位体前屈或单个解剖学关节的量角器测量。

尽管还可以增加其他测试，但是上述体适能评价组成部分呈现出比较全面的评价，并且可在1小时内完成。评价中所获得的数据应由专业人员向受试者说明。这些数据可用于为健身锻炼者制定短期或长期运动目标，同时,可作为初期健身计划和监测评价进步打下基础。

第四章

降血压的健身计划与方法

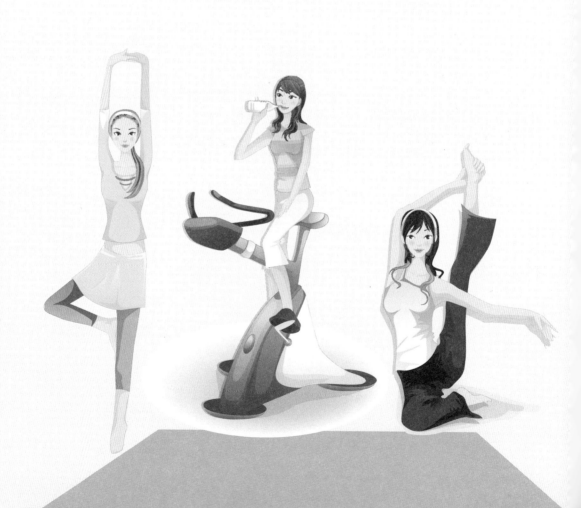

第一节　健身目标

参加健身锻炼的高血压病人首先要明确自己的健身目标，这样才能保证运动计划的落实。

1. 降低血压

对于高血压和高血压前期病人，参加规律健身锻炼的第一目标是降低血压。30分钟中等强度（最大心率的64%～76%）的有氧运动后收缩压和舒张压可分别下降10～20和6～10mmHg，最长可以维持22小时。

2. 改善身体素质

参加规律健身锻炼目标之二是增强心血管耐力、改善身体成分、增加肌肉耐力和肌肉力量、改善柔韧性。

3. 减少心血管疾病危险因素

高血压病人群常伴有超重肥胖、血脂异常、血糖异常等心血管疾病危险因素，参加规律健身锻炼目标之三是减少常见心血管疾病危险因素、预防或延缓疾病的发生。

第二节　如何为高血压病人群制定健身计划

健身锻炼是预防高血压和高血压病人非药物治疗的主要手段之一，大量研究证明了健身锻炼降血压是有效的，能减缓心血管疾病以及后遗症的发生，但是也有不少医学文献报道了不适当的运动可能诱发心血管意外事件的发生。面对这种挑战，希望健身指导员、医生和高血压患者能够按照健身指导方案进行健身锻炼，以规避风险和从最大程度上获得健身的益处。

健身锻炼是高血压病人的基础治疗，对于低危和中危的高血压病人一旦确诊，首先选择的就是非药物治疗，而医疗体育是其中的重要方面。对严重的高血压病人（血压≥180/110mmHg）或高危患者，应在适当的药物控制下，按照健身计划进行健身锻炼。

第一步　了解病情，排除运动禁忌证

在指导高血压病人群进行运动前，健身指导人员或医生应对其病情有所了解，从而排除运动禁忌证，如血压控制不佳（收缩压≥180mmHg和/或舒张压≥110mmHg）、有心血管并发症、肾功能障碍等，并结合并发症严重程度进行综合考虑。

对高血压病人健身前需要明确三个方面的情况：①确定血压值及其他心血管危险因素；②高血压的原因(明确有无继发性高血压)；③靶器官损害以及相关的临床情况。

健身锻炼适合于1、2级高血压病人，以及部分病情稳定的3级高血压病人。高血压病人任何不稳定的临床情况均应属于禁忌证，包括急进性高血压，重症高血压或高血压危象，病情不稳定的3级高血压病，合并其他严重并发症，如严重心律失常、心动过速、脑血管痉挛、心衰、不稳定性心绞痛、出现明显降压药的副作用而未能控制、运动中血压过度增高（≥220/110mmHg），也属于运动的禁忌证。年龄一般不列为禁忌证的范畴。对于上述病人，可以从事已经习惯的体力活动，但是应避免不适应的运动强度及较长时间的运动。

第二步　评估当前运动水平

对高血压病人的运动水平的评价可以用简易的方法及专业方法。

就简易的方法来说，以下3个简单的问题有助于健身指导人员或医生对高血压病人当前运动水平（体力活动水平）有所了解，同时也了解病人接受和喜欢的运动方式：①最近一周有没有进行运动？②最

近一周经常进行什么运动？③最近一周每隔几天进行一次运动，每次运动多长时间？

根据实际情况可以参考运动水平评估标准，明确自己当前运动水平。

• 活动量不足者：每天步行不超过5000步，或＜30分钟/天，＜3天/周。

• 活动量偏少者：每天步行5000～7500步，或30～60分钟/天，3～5天/周。

• 活动量较多者：每天步行7500～10000步，30～60分钟/天，＞5天/周。

• 活动量较大者：每天步行10000步以上，或≥60分钟/天，＞5天/周。

专业方法评价运动能力时，通常要求高血压病人进行健身锻炼前

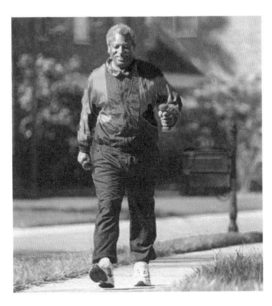

步行

需要进行的症状限制性运动负荷试验。对于没有心血管疾病危险因素，而且比较年轻的高血压病人，可以采用常规的递增运动负荷试验。对伴有心血管危险因素，或者男性年龄超过45岁、女性年龄超过55岁，在做运动负荷试验时应该在心电监护和医务监督下进行，试验中最大运动强度应≥65%储备心率，自觉疲劳感觉至"累"，或者"非常累"。

在条件具备的实验室可以采用功率车或运动平板进行运动负荷试验。以功率车为例，男女分别以30、25瓦为第一负荷，3分钟为一阶段，根据受试对象在运动中的反应，进行3～4级负荷即可，血压和心率变化幅度较大者，也可采用2级运动负荷试验。根据不同运动负荷下的心率和最大心率推算出受试者的心脏功能能力（F.C.），高血压病人的最大心率通常采用200-年龄（次/分）。

对于没有心血管疾病危险因素，而且比较年轻的高血压病人可以采用二次台阶试验推测心脏功能能力。

在运动负荷试验中应密切观察血压的变化，作为制订健身计划时确定运动强度的依据，在健身锻炼中，血压不应超过200/110mmHg,以免发生意外。

随着运动强度增加，尤其在中等以上强度运动时，诱发心血管疾病的危险性增加了，特别是伴有多种危险因素的个体，因此在试验中，要密切观察是否出现胸颈部不适、胸闷、气短、口唇青紫等临床表现，一旦出现应及时终止试验。

对于血压＜180/110 mmHg、"低、中度危险"的高血压患者通常进行上述常规检查基本能够满足强度＜65%储备心率健身的需要。对于"高度危险"但是没有心血管疾病，或者3级高血压患者（血压≥180/110 mmHg）可以进行45%～65%储备心率强度的健身锻炼。

对于有缺血性心脏病、中风、心力衰竭等临床表现的高血压患者，症状限制性运动负荷试验应在具备临床治疗条件的康复中心或医院中进行。

第三步　选择个体化的运动方式

　　选择高血压病人群喜欢并能坚持的运动方式，是确保运动持续进行的重要因素。如果说有规律的健身锻炼是一剂治疗高血压的药，有氧运动就是其中疗效最好的一味药。尽管抗阻练习也是降血压健身项目中的重要组成部分，但是无论是一次性还是较长时间训练，其降压效果均次于有氧耐力运动，因此抗阻练习可作为高血压病人群的辅助健身手段。

　　有氧运动的方式多种多样，包括健步走、慢跑、秧歌舞、柔力球、水中运动、骑自行车等，这些运动的基本特征是大肌群、周期性、连续不断的有氧运动。其中最常见、降压效果较为突出的是健步走和踏车运动，这两种运动方式的共同特征是能够有效地控制运动强度。健步走方便易行，可以在室内利用跑台进行，也可以利用周围环境中跑道或便道进行，健步走也是最好的户外健身锻炼之一。踏车运动可以在健身房内利用功率车进行，也可以在户外利用自行车进行。

　　对于肥胖、运动诱发哮喘、腰痛及退行性关节病患者，游泳是一个良好的运动方法。权威资料显示游泳运动的强度一般都在6梅脱

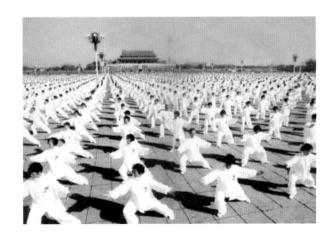

（MET）或以上，如比较放松的游泳强度是6梅脱，而以每分钟45米速度的蛙泳是8梅脱。这种强度对一般人是中等或较大强度。对于心肺能力较弱的人已经超过中等强度，因此游泳作为运动强度较大的运动方式，主要适应于高血压发病前已经掌握游泳技术的轻度高血压患者。

太极拳练习是降血压的有效方式。可以每天练习20～30分钟，如二十四式太极拳，重复3～5遍，每次练习前后，做准备活动和整理活动。

抗阻练习主要指循环抗阻运动，即中等负荷、持续、缓慢、大肌群、多次重复的抗阻练习，以增加肌力及心血管耐力。运动强度为40%～50%最大一次收缩，每节10～30秒内重复10～15次收缩，各节运动间休息30秒，每个肌群进行2～3组练习，每周训练2～3次。逐步适应后可按5%的增量逐渐增加运动量。

乒乓球或羽毛球也是可供选择的运动方式，但应提醒病人运动时必须移动脚步，而不是固定在一个位置上，适当增加活动量，且单打和双打的运动量也有差异。参加这类运动时可以用心率控制运动强度，运动中的心率不要超过170-年龄，如50岁的高血压患者，在运动中的最大心率不要超过每分钟120次为宜。也可以根据运动中自觉疲劳程度控制运动强度，运动中的自觉疲劳感觉应该是"尚轻松"至"有些费力"，不要出现"累"或"很累"的感觉。

第四步 合理设定运动强度和运动量

中、低强度的运动较高强度的运动在降低血压上更有效，且引起心脏并发症的危险性更低。大量研究表明，中等强度的健身运动可以获得良好的降血压效果，强度过小（≤30%储备心率）或者过大（≥85%储备心率）对血压的调节作用均不理想。

建议活动量不足、不常活动，或者运动水平比较低的高血压病人进行运动时，可以采用"较小强度"运动。以下3种指标有助于对"较小强度"运动进行界定：①步行运动时每分钟步行数少于120步；②可以持续运动10～30分钟以上；③运动时心跳较安静时

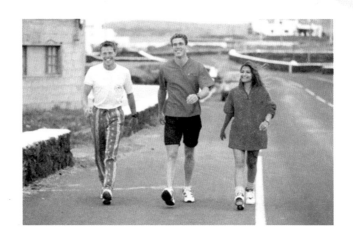

每分钟增加30次左右，感觉比较轻松来界定。而"中等强度"运动，以下3种指标有助于中等强度进行较准确地界定：①运动时心跳较安静时每分钟增加50次左右，呼吸频率增加，但是仍能够交谈；②能持续运动10～30分钟，微微出汗，感觉稍累但仍能坚持运动；③第2天起床后无疲劳感。

需要强调的是，中等强度必须结合个人具体情况而定。同一个体，若当前体力活动水平不同，相应的"中等强度"则不同。如当前体力活动水平低、活动量小的人，在开始运动时以每分钟60～80米的速度步行，就是中等强度；随着体力活动水平提高，步行速度增至每分钟90～100米才能达到中等运动强度。

此外，每天运动时间可分次累计，但每次持续时间应等于或超过10分钟。每周运动频率也很重要，应达到5～7次，且间隔时间不要超过每天1次，每周5天以上，尽量避免连续2天或2天以上不运动。

对健身指导专业人员来说，高血压病人群健身强度范围通常是在40%～70%储备心率。对于没有健身习惯者，或者较严重的高血压病人的起始运动强度应选择40%～50%储备心率，随着适应能力增强，逐渐调整运动强度。对未采用药物治疗的高血压病人可使用靶心率控制运动强度，而使用药物治疗的病人，尤其是使用影响心率的药物时，如倍他洛克（含β阻滞剂），应结合自觉疲劳感觉程度控制运动

85

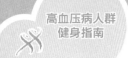

強度，通常控制在"尚轻松"至"有些费力"就可以了。

尽管一些高血压病人可以承受强度较大的健身运动，但是毕竟随着运动强度的增加，心血管并发症和骨关节损伤的几率都在增加，因此提倡高血压病人群采用中小强度进行健身锻炼。

就每天运动的时间来说，高血压病人每天连续进行或累计（至少10分钟一段）30～60分钟的有氧运动可以获得良好的降压效果。连续运动的降压效果优于每天累计30～60分钟的运动，然而间歇运动在获得降压效果的同时，也可以获得其他健康效益。因此如患者完成连续运动有困难的话，可小量、短时、多次、累计完成总的运动时间和运动量，同样可取得较好的效果。最新研究表明，对于静坐少动的高血压病人，每周进行30～60分钟、50%最大摄氧量的有氧运动即可有效地降低安静时血压，每周运动时间在61～90分钟，降低收缩压的效果更显著，但是继续延长每周的健身时间，降压效果不再增加。但是由于这些研究的局限性和高血压病人多有超重肥胖及其他心血管疾病危险因素，仍然推荐每天连续进行或累计30～60分钟的有氧运动作为高血压病人的运动时间。每次运动前后应该分别有5～10分钟的准备活动和整理活动。

每周运动3～5次可以有效降低血压，有研究表明每周7次能够更有效地降低血压。由于一次运动的降压效应可以维持数小时至22小时，因此建议高血压病人最好每天或几乎每天进行健身锻炼。

第五步 循序渐进，及时调整健身计划

开始运动时应循序渐进。此外，健身计划也不能一成不变，应及时进行调整。一般而言，第一个健身计划仅适用于开始运动后的1～2周，随着机体对运动的不断适应，至少在1个月之内应进行调整，2～3月后才能使之固定。健身计划的调整涉及了运动项目、同一运动项目运动时间和运动频率的变化。可以参考表15对健身计划进行调整。

表4-1　高血压病人健身运动计划参考表

运动方式	运动频率	运动时间	运动强度	运动过程
有氧运动（步行、跑台或功率车）	3天/周	15分钟	40%～50%最大摄氧量 靶心率：89～111次/分；感觉"尚轻松"至"有些费力"	逐渐延长至5天/周，以后每周在每次运动中延长5分钟运动时间，直至35～40分钟/次
抗阻练习（所有主要肌群）	2～3天/周	每节10～15次收缩，每个肌肉练习2～3组，每次训练2循环	感觉"较轻松"至"有些费力"；最大力量的40%开始	上肢负荷至1～2千克； 下肢负荷2～4千克 目标：4～6周后，训练强度增至"吃力"或"沉重"的感觉
柔韧性练习（所有主要肌群）	3天/周	20秒/拉伸	以不出现疼痛或不适为度	在最大关节活动范围（ROM）时，应出现不适点，逐渐增加耐受能力
准备活动/整理活动	每次锻炼前后	5～10分钟	感觉"轻松"或"尚轻松"	

87

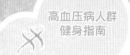
第三节　高血压健身指导方案示例

示例一：

57岁，女性，从事会计工作。有兴趣参见健身运动，自述无身体不适，但患有高血压、高血脂，未使用任何药物治疗。她多年来采用静坐少动的生活方式，很少参加健身锻炼和体力劳动，父亲在50岁前即患有动脉粥样硬化症。近两年发现血压高。

医学检查：

身高，162厘米；体重，70千克；BMI，26.67

心率，72次/分；血压，160/100mmHg；

超重；

眼底镜检查无异常发现；脉搏波动正常；

心脏听诊无异常发现；

安静心电图正常，ST段变化和节律均无异常发现。

递增运动负荷试验（改良Bruce方案）：

进行至9分钟时因下肢疲劳而终止试验；

最大心率，136次/分；

最高血压，188/90mmHg；

心电图，无明显ST段变化；

无胸颈部不适。

诊断：

（1）高血压1级，高危；

（2）脂代谢紊乱；

（3）超重；

（4）静坐少动的生活方式/低锻炼能力。

健身目标：

（1）降低血压和改善运动中血压明显增高的反应；

（2）降体重；

（3）改善脂代谢紊乱。

健身计划：

见表4-2。按照此健身计划从事健身运动后应注意观察血压、身体疲劳程度、睡眠、精神状态等方面的反应，及时与健身指导人员联系，并根据自身反应对健身方案进行调整。对新的健身方案适应之后，应逐渐增加运动量，通常首先是逐渐将每次运动时间延长至30分钟，运动强度和运动频率保持不变；然后将每周运动次数由3次逐渐增加至5~7次，运动强度和运动频率保持不变。在实际锻炼中，随着锻炼时间的延长，安静时和同等负荷运动中的心率下降，因此若维持运动中的心率（靶心率）不变，实际是运动强度略有增加。所以有锻炼者发现，与运动指导方案实施的早期阶段相比，运动指导方案实施一段时间后要达到同样靶心率的费力程度增加了，就是这个道理。一般情况下，经过6周左右的健身运动，能够达到每天30~60分钟、每周5~7次，运动中心率维持在115~125次/分。按照这个运动量坚持下去，会比较全面获得健身带来的益处。

在健身指导方案实施过程中应与健身指导员保持联系，每个月根据锻炼中的身体情况对指导方案进行调整。

表4-2

一般测试记录		
基本信息		
身高（厘米）162.4	体重（千克）70.1	胸围（厘米）92
腰围（厘米）82	臀围（厘米）101	
心率（次/分）72	血压（毫米汞柱）160/100	肺活量（毫升）2905
血液化验信息		
血常规	Hb（g/l）148	RBC（$\times 10^{12}$/l）4.74	WBC（/mm^3）5.4
血生化	高密度脂蛋白1.44 mg/dl	胆固醇5.48 mmol/l	血糖5.5mmol/l
	低密度脂蛋白3.78mg/dl	甘油三酯1.28 mmol/l	

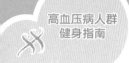

（续表）

身体成分		
脂肪重量（千克）23.27	体脂百分比（%）33.2	BMI（千克/米^2）26.1
机能检查		
选择反应时（秒）0.549	坐位体前屈（厘米）1.3	
闭眼单脚站立（秒）12	握力（公斤）15.2	

身体素质状况评定

体重指数（BMI）= 26.1；您的BMI大于24属于超重；健身锻炼的过程中需要增加热量的消耗，在6个月时间内减低体重不超过体重的10%，即3~7公斤。

心脏功能能力（F.C.）：5.67 梅脱，在相同的人群中，您的运动能力较差。

健身计划

运动强度：用心率来控制运动强度，健身锻炼时心率保持在108~118 次/分，或 18~19 次/10秒。心率低于上述范围，锻炼效果不佳；超过上述范围有可能会出现一些意外情况给身体造成损伤。健身锻炼时的自我疲劳感应保持在"尚且轻松"的程度。

运动方式：健步走。

每次运动时间：第1~2周每次运动20分钟，锻炼前做5分钟的准备活动，锻炼结束后做5分钟放松活动。感觉体力差时可以分为2段，每段10分钟，间歇1~2分钟。

每周运动次数：至少3~4次，最好每天运动。

注意事项：

（1）心率测量方法：在运动5~10分钟后，暂停运动，马上测桡动脉（手腕大拇指侧动脉搏动处）10秒脉搏乘以6，根据测试结果调整运动强度。

（2）在运动结束后马上测血压，此时血压能够反映运动中的血压，如果收缩压≥200mmHg，应减慢步行速度，缩短运动时间，避免运动中血压过高引起身体的不适和危险。

（续表）

（3）注意平衡饮食，每日食盐摄入量在5克左右，最好低于5克；少吃或不吃糖或太甜的食物。尽量不吃油炸食物和动物内脏，每日少吃1~2两（1两=50克）主食，适当增加蔬菜、水果的摄入量。

（4）保持健康乐观的心理状态，减少心理压力。

（5）以上建议供锻炼时参考，如有疑问或出现异常现象，请及时向医生及专业人员咨询。并按要求认真填写锻炼日志，及时反馈运动中出现的问题。

示例二：

60岁，男性，售货员。有兴趣参加健身运动，自述无身体不适，但患有高血压、高血脂和肥胖症，未使用任何药物治疗。他多年来采用静坐少动的生活方式，因膝关节不适很少参加健身锻炼和体力劳动。近2年发现血压高。

医学检查：

身高，172厘米；体重，94千克；BMI，31.7

心率，72次/分；血压，166/100mmHg；

轻度肥胖；

眼底镜检查无异常发现；脉搏波动正常；

心脏听诊无异常发现；

安静心电图正常，ST段变化和节律均无异常发现。

功率车递增运动负荷试验（改良Bruce方案）

进行至9分钟时因下肢疲劳而终止试验；

最大心率，146次/分；

最高血压，198/90mmHg；

心电图，无明显ST段变化；

无胸颈部不适。

诊断：

（1）高血压2级，高危；

（2）脂代谢紊乱；

（3）肥胖；

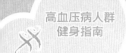

（4）静坐少动的生活方式/低锻炼能力。

健身目标：

（1）降低血压和改善运动中血压明显增高的反应；

（2）降体重；

（3）改善脂代谢紊乱。

健身计划：

见表4-3。

表4-3

一般测试记录		
基本信息		
身高（厘米）172	体重（千克）94	胸围（厘米）102
腰围（厘米）105	臀围（厘米）105	
心率（次/分）72	血压（毫米汞柱）162/100	肺活量（毫升）2800
血液化验信息		
血常规　Hb（g/l）128	RBC（$\times 10^{12}$/ l）4.38	WBC（/mm^3）5.2
血生化　高密度脂蛋白1.22 mg/dl	胆固醇5.48 mmol/l	血糖6.5mmol/l
低密度脂蛋白3.78mg/dl	甘油三酯3.28 mmol/l	
身体成分		
脂肪重量（千克）30.08　体脂百分比（%）32.2		BMI（千克/米^2）31.7
机能检查		
选择反应时（秒）0.52	坐位体前屈（厘米）-2	
闭眼单脚站立（秒）3	握力（公斤）28.3	

（续表）

身体素质状况评定

体重指数（BMI）= 31.7；您的BMI大于28属于超重；健身锻炼的过程中需要增加热量的消耗，在6个月时间内减低体重不超过体重的10％，即5～9公斤。

心脏功能能力（F.C.）：6.28 梅脱，在相同的人群中，您的运动能力较差。

健身计划

运动强度：用心率来控制运动强度，健身锻炼时心率保持在 105～115 次/分，或 18～19 次/10秒。心率低于上述范围，锻炼效果不佳；超过上述范围有可能会出现一些意外情况给身体造成损伤。健身锻炼时的自我疲劳感应保持在"尚且轻松"的程度。

运动方式： 因为体重较大及膝关节不适，建议采用骑自行车的方式运动。

每次运动时间：第1～2周每次运动20分钟，锻炼前做5分钟的准备活动，锻炼结束后做5分钟放松活动。感觉体力差时可以分为2段，每段10分钟，间歇1～2分钟。

每周运动次数：至少3～4次，最好每天运动。

注意事项：

（1）心率测量方法：在运动5～10分钟后，暂停运动，马上测桡动脉（手腕大拇指侧动脉搏动处）10秒脉搏乘以6，根据测试结果调整运动强度。

（2）在运动结束后马上测血压，此时血压能够反映运动中的血压，如果收缩压≥200mmHg，应减慢步行速度，缩短运动时间，避免运动中血压过高引起身体的不适和危险。

（3）注意平衡饮食，每日食盐摄入量在5克左右，最好低于5克；少吃或不吃糖或太甜的食物。尽量不吃油炸食物和动物内脏，每日少吃1～2两主食，适当增加蔬菜、水果的摄入量。

（4）建议在医生指导下开始药物治疗，并向医生说明以前和目前的运动情况。

（5）在运动中保持健康乐观的心理状态，减少心理压力。

（6）以上建议供锻炼时参考，如有疑问或出现异常现象，请及时向医生及专业人员咨询。并按要求认真填写锻炼日志，及时反馈运动中出现的问题。

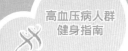
第四节　高血压病人群健身锻炼应注意的问题

第一，在健身锻炼过程中，应遵循健身计划，不要随意增加运动强度和延长运动时间，不要参加具有竞争性的运动项目，运动中注意调节呼吸，尤其是在进行抗阻练习时，不要屏息，不要长时间做上肢上举或头低于胸部的动作，以免运动中血压波动幅度过大。

第二，在对于高危病人或运动负荷试验中出现心血管并发症或心力衰竭者，但仍属于健身适宜范围的高血压病人来说，制订健身计划时，靶心率应等于或低于出现心电图异常时心率10次/分。病情更复杂或严重的病人应在有条件的医院或医务人员的指导下进行健身活动。

第三，较严重的高血压（≥180/110mmHg）病人需要使用药物治疗至血压稳定后，再进行健身运动。

第四，对于超重和肥胖的高血压病人，应注意强调通过每天的健身锻炼增加能量消耗（≥300千卡），同时适当限制能量摄入。通常采用维持中等强度、延长运动时间的方法，如健步走。有规律的健身运动和降体重相结合能够更有效地降低安静时血压。

第五，锻炼要持之以恒，有研究发现老年高血压患者低强度有氧运动9个月，可明显下降收缩压及舒张压，但停止训练1个月，有38%的患者血压恢复到规律运动前水平。对参加健身锻炼的高血压病人进行健身益处的教育，对病人坚持参加健身运动有明显的作用。

第五节　药物治疗与健身运动

第一，健身运动与药物治疗有明显的协同作用，也就是说健身运动和药物能够共同对高血压起治疗作用，这两种治疗方式并用时疗效相当于两种方式的总和或大于各自方式的双倍剂量。高血压病人在药物治疗的同时可获得健身带来的其他益处，减少高血压病人血脂异常、肥胖、胰岛素抵抗等危险因素。

第二，经过6～10周的健身运动，血压控制良好的病人，可在医生指导下适当调整药量，但是不要随意撤除药物治疗。

第三，有些抗高血压药物，如β阻滞剂可以削弱人体在炎热或湿热环境运动时的体温调节能力，并且促使低血糖发生。应该教育高血压病人了解中暑和低血糖的表现，注意补水、穿着透气性好的棉质服装和避开一天中最热的时间进行健身活动。在炎热季节应注意减少运动量（包括运动强度和运动时间），并采取一些预防低血糖的措施。

第四，有些使用诸如α阻滞剂、钙通道拮抗剂、血管扩张剂等抗高血压药物的病人突然终止运动，可能会引起短暂的低血压反应，因此应注意延长整理活动的时间。严重的、不稳定的高血压病人应在相应的药物治疗后，并经过医生的允许才能参加健身运动。

第五，严重高血压病人以药物治疗为主。

第五章

高血压病人群饮食建议

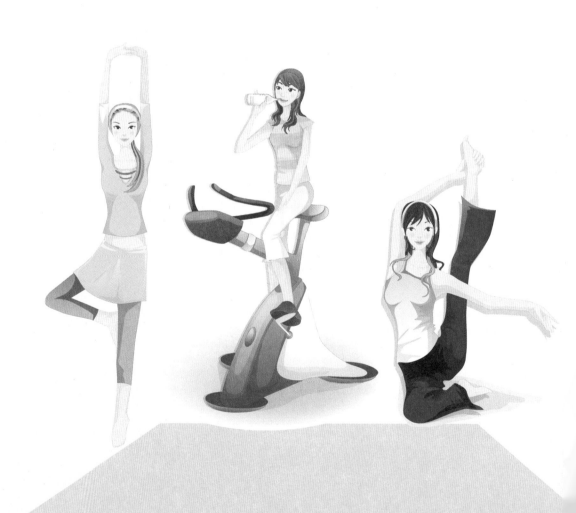

合理膳食对高血压病人的治疗效果有着良好的影响，因此高血压病人应遵循以下饮食原则。

第一节　控制总热量、合理摄入热能物质

应控制总热量，摄入平衡膳食，超重者要控制体重，肥胖者要减重。超重、肥胖是因为摄入的热量超过消耗的热量造成的，控制体重的方法主要是控制总热量的摄入。对于轻体力活动的高血压病人群，每天的食物总热量应该按照每千克标准体重摄入25～30千卡（105～125千焦耳）计划一日总热量的摄入。平衡膳食要求每日蛋白质产热占总热能的12%～15%，脂肪占20%～25%，碳水化合物占60%～65%。

一个体重70千克、身高165厘米的高血压病人，体重指数是25.7，属于超重，因此应减少热能摄入、控制体重增长，并应逐渐将体重降至65千克。每天摄入的总热量是1750～2100千卡。也可以采用在原来饮食基础上减少10%～20%，并且将减少的食物量分配到一日三餐中，而不是减少某一餐。同时，坚持每天30～60分钟中低等强度的体育锻炼，半年左右的时间可以到达体重控制目标。

第二节　健康的饮食方式

一、一日三餐、食物多样、获取足够的营养素

我们日常吃的食物有很多种，其所含营养成分各不相同，除母乳外没有一种食物能供给人体所需的全部营养素，所以我们的膳食必须由多种食物组成，才能满足身体的要求。早在两千多年前我国古代医书就提出"五谷为养，五菜为充，五畜为益，五果为助"，这就是平衡膳食的基本模式，是比较合理的。高血压病人应养成少量多餐的饮食方式，吃饭要定时定量。每天食物总量按照

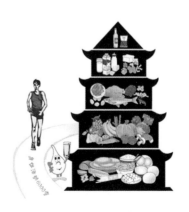

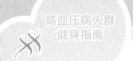

30%、40%、30%的比例分配至三餐中。每餐应包括主食、蔬菜、水果和富含蛋白质的食物。每餐不宜吃的过饱，但不要减少某一餐。不要以不吃晚饭的方式来控制总热量的摄入。两餐之间可以加餐，可以选择水果、酸奶或坚果类食物，数量不宜过多。早餐要吃饱、午餐要吃好、晚餐要吃少。

高血压病人平衡膳食很重要。一般成年人每天可摄入一杯牛奶、一个鸡蛋、一斤蔬菜、半斤水果、四至六两主食。脂肪和主食摄入过多是热量摄入过多的主要原因。因此超重、肥胖者应在平衡膳食的基础上将每天主食的摄入量控制在四两以内。每天烹调油摄入量限制在半两以内，食盐摄入量控制在5克以内。

二、清淡饮食，避免油腻食物

以清淡为主，少盐、少糖、少油，避免进食肥腻、刺激性、高胆固醇及腌制的食物。少肉多菜，肉类以瘦肉为主，去膏去皮。烹调方法应以蒸、滚、炆为主，少吃煎炸和脂肪高的食物。

三、良好的饮食习惯

戒烟，戒酒，不食用有刺激性的调味品，不喝浓茶和浓咖啡。多吃富含纤维素的全谷类食物，如糙米、全麦面粉、青豆、豌豆等，保持大便通畅。必要时可补充维生素C和维生素B_6等。在愉快和谐的气氛中进餐。

第三节　合理的膳食成分

一、减少食盐摄入量

流行病学调查证明，食盐摄入量与高血压病的发病呈正相关，食盐销售量大的地区高血压病的发病率显著升高。故一般主张凡有轻度高血压或有高血压病家族史的，其食盐摄入量最好控制在每日5克以下，50岁以上的高血压病人还应进一步减少食盐摄入量至4克左右。对食盐摄入量的良好控制可以使收缩压下降10mmHg。

吃盐的多与少完全是生活习惯问题，"食盐少，身体没力量"，是没有科学依据的。当科学的进步让我们知道吃盐多对健康有害时，相信绝大多数人会逐渐摒弃不好的饮食习惯，接纳健康的饮食方式。只是，多年养成的生活习惯靠一朝一夕纠正是不现实的，需要有一个循序渐进的过程，中国高血压联盟提出分步限盐法，对摄盐量高的人群，可以先减少原有摄盐量的1/3，比如，某人估算自己的每日摄盐量为18克，那么，他可以先减少到每日摄盐12克，以后逐步过渡到每日5克盐的理想摄盐水平。

食盐摄入过多与人们较多摄入腌渍食物有关。高血压病人控制食盐摄入量要注意一些腌渍食物的含盐量，以免摄入过多的食盐。常见腌渍食物的含盐量见表5-1。

表5-1　常见腌渍食物的含盐量(克/100克)

食物名称	含盐量
酱萝卜	17.5
酱大头菜	11.7
乳黄瓜	7.8
苔条	12.6
什锦菜	10.4
酱瓜	6.4
酱莴苣	11.8
萝卜干	10.2
腌雪里红	8.4
榨菜	10.8
酱黄瓜	9.6
咸鸭蛋	6.9

（续表）

食物名称	含盐量
盐水鸭	4.0
咸肉	4.9
太仓肉松	4.8

调味品中常含有不少的盐，如5勺味精相当于1勺盐，一两酱油含盐量有七八克，因此不要轻视调味品中的盐。常见调味品中的含盐量见表5-2。

表5-2 常见调味品中的含盐量(克/100克)

名称	含盐量
味精	20.7
辣酱	8.2
花生酱	5.9
豆瓣酱	15.3
甜面酱	5.3
五香豆豉	4.1
酱油	14.6（平均）
陈醋	2.0
红乳腐	7.9

高血压病人群应多摄入新鲜食物，多选择自己烹调的食物，在食物加工过程中少加盐，或用醋等其他调味品代替盐。在餐馆进餐时，若有可能的话，可以告诫厨师少加盐，这些都是控制食盐摄入量的有效方法。

高血压病人应适当增加钾的摄入量，有利于钠和水的排出。食谱中钠和钾的比例以1.5∶1较为合适。香蕉、橘子汁、花生、豆类及豆制品中均含有丰富的钾。但是有肾脏病变的高血压病人，吃高钾食品时应慎重。

二、控制脂肪摄入量

食物脂肪的热能比应控制在20%～25%。还应注意脂肪的质量比其数量有更重要的意义。脂肪可以分为单不饱和脂肪酸、多不饱和脂肪酸、以及饱和脂肪酸。富含不饱和脂肪酸的脂肪在室温下呈液态，大多为植物油，如花生油、玉米油、豆油、菜籽油、茶油、橄榄油、芥花籽油、红花籽油、葵花子油等。以饱和脂肪酸为主组成的脂肪在室温下呈固态，多为动物脂肪，如牛油、羊油、猪油、黄油、干酪、全脂奶、冰淇淋、奶油和肥肉。但也有例外，如深海鱼油虽然是动物脂肪，但它富含多不饱和脂肪酸，因而在室温下呈液态；而某些植物油，如椰子油、棕榈油和棕榈仁油却含有较高的饱和脂肪酸。摄入过多动物脂肪，容易引起血脂异常，导致血栓形成，使高血压脑卒中的发病率增加；而植物脂肪不易引起血脂代谢异常。常见食物油脂中脂肪酸种类和数量见表5-3。

表5-3 脂肪中不同脂肪酸的含量（克/100克）

食物	饱和脂肪酸
猪油	42.7
黄油	58.3
豆油	14.8
花生油	19.9
芝麻油	12.4
菜油	4.5
食物	**单不饱和脂肪酸**
猪油	45.6
黄油	34.3
豆油	20.9
花生油	42.5
芝麻油	40.8
菜油	74.1
食物	**多不饱和脂肪酸**
猪油	8.5
黄油	5.8
豆油	62.3
花生油	37.5
芝麻油	46.5
菜油	21.6

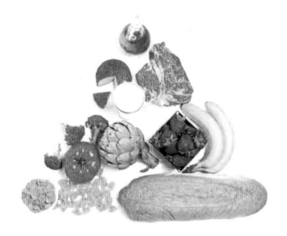

平衡膳食

　　高血压病和心脏病人群还应注意控制胆固醇的摄入，每天摄入胆固醇应少于300毫克。食物中的胆固醇主要来源于动物性食物，植物中一般不含胆固醇，如蔬菜、水果、五谷类、豆类、豆制品、粗粮等。但是不同的动物以及动物的不同部位，胆固醇的含量差别很大，动物内脏中胆固醇含量较多。最新文献报道，减少10%的胆固醇摄入量，可以使患心血管疾病的风险减少7%。有一种常用于食品加工中的脂肪——反式脂肪酸，又称为"氢化植物油""固体菜油""酥油""人造酥油""雪白奶油"或"起酥油"等，被归类为不饱和脂肪酸。但是近年来的研究证实，反式脂肪对健康并无益处，也不是人体所需要的营养素。食用反式脂肪将会提高罹患冠状动脉心脏病的几率，因为它可令"坏"的低密度脂蛋白胆固醇上升，并使"好"的高密度脂蛋白胆固醇下降。因此尽量不要食用反式脂肪酸或氢化脂肪酸。

　　通常将每100克食物中含量低于100毫克的食物称为低胆固醇食物，应注意选择食用低胆固醇食品；每100克食物中胆固醇含量为

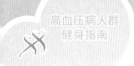

100～200毫克的食物称为中度胆固醇食物，每100克食物中胆固醇含量为200～300毫克的食物称为高胆固醇食物，高血压病人应尽量少吃或不吃高胆固醇的食物。如一个鸡蛋黄的胆固醇含量约270毫克，全脂牛奶含有一定量的胆固醇。最新发布的2010年美国膳食指南指出，普通人每天摄入一个鸡蛋黄并没有增加心血管疾病的风险。据胆固醇含量的常见食物分类见表5-4。

表5-4　据胆固醇含量的常见食物分类

低胆固醇食物	
海蜇	牛瘦肉
鲤鱼	羊瘦肉
鲳鱼	鸭肉
鳗鱼	猪瘦肉
鲑鱼	兔肉
比目鱼	海参
中胆固醇食物	
草鱼	猪排
鲫鱼	鸡肉
鲢鱼	牛肚
黄鳝	蟹肉
河鳗	肥牛肉
甲鱼	腊肠

（续表）

高胆固醇食物	
鸡蛋黄	鱿鱼
黄油	乌贼鱼
奶油	蚬肉
蛋糕	凤尾鱼
冰激凌	蟹黄
牡蛎	蚌

三、谷类为主，粗细搭配

谷类是最好的基础食物，也是最经济的能量来源，谷类是人体能量的主要来源，还可以提供蛋白质，B族维生素和膳食纤维。提出谷类为主是提醒人们保持我国膳食的优良传统，避免高能量高脂肪、低膳食纤维的西方膳食模式。在选择谷类食物时应减少精米细面的摄入量，适当选择全谷类食物。

在选择谷类食物时，可以采用多种不同方式：①一半精细粮食、一半全谷类粮食；②全部采用部分加工的全谷类粮食；③1/3精细粮食、1/3部分加工的全谷类粮食、1/3全谷类粮食。

四、适当的蛋白质

蛋白质是人体必需的营养物质，高血压病人如果没有肾功能损害，应摄入足够的蛋白质。正常人需要蛋白质的量是每天每千克体重1～1.2克，就是说，如果体重是60千克的人，每天需要蛋白质是60克。高蛋白食物以鱼类和大豆蛋白为宜，适当增加海产品摄入量，代替猪肉和禽肉。按照这

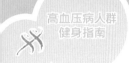

个比例，一般高血压病人每天可以摄入一个鸡蛋、一袋牛奶、二两鱼肉、二两豆腐可以获得30～35克优质蛋白，另外从每天5～6两主食中可以获得25～30克的蛋白质。

如果高血压病已经伴有肾脏的损害，影响到肾功能，使蛋白质代谢产物的排泄出现障碍时，就应适当限制蛋白质的摄入量，以免加重肾脏的负担。所以有肾功能减退者，摄入蛋白质的量不应超过每千克体重1克这个比例。

五、充足的水，合理选择饮料

高血压病人最好每日清晨饮一杯温开水，这是因为一夜睡眠后，体内相对缺水，致使血液浓缩，晨起一杯水，可使血液稀释，正常循环，有效预防脑血栓和心肌梗死的发生。

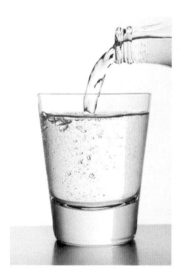

适度饮水好处多

睡前饮水也很重要，有人担心起夜之弊，其实，只要明白夜间缺水的危险性，就不会有此顾虑了，对于老年高血压病人，由于肾功能衰退，夜尿增多，使血浆浓缩和血小板凝集，增加了血栓形成的危险。所以，为了防止血栓形成，睡前饮水，甚至夜半补水，尤为必要。

高血压病人每天的适宜饮水量大约是2升，相当于8杯水。分多次饮用，喝水时切忌短时间喝大量水，正确的喝水速度是小口慢慢喝，这样才能达到良好的吸收效果。饮水过多，尤其是短时间饮水过多，如1小时的饮水量超过1升将对人体产生不良影响。饮用水的温度以接近室温为宜，不要过凉。饮入过凉的水可以刺激血管收缩，从而导致血压升高。

对于高血压病人来说，温开水、淡茶水都是不错的选择。但是应注意在没有大量出汗的情况下，不要饮用运动饮料，以免升高血压、加重心脏负担。运动饮料是指添加了钾、钠、钙、镁等电解质或其他微量元素、糖和维生素等成分的饮料。人体在出汗时，不仅会丢失水分，而且会损失一些电解质，适时补充运动饮料，有助于调节身体机能。但是，没有大量出汗的情况下则没有必要饮用运动饮料，特别是高血压病人，运动饮料中钠元素会增加血量、引起心脏负荷加重，甚至会导致血压升高。

一般情况下，高血压病人也不要饮用含糖饮料。因为高血压病人是糖尿病高危人群，高血压和糖尿病就像是相互间的影子，互为因果，相互伴随，共同加速心血管疾病的发生和发展。高血压病人10年内患糖尿病的比例约为40%，还有一些人处于糖尿病前期状态时并未察觉。尽管吃糖并不直接导致糖尿病，但长期大量食用甜食、摄入含糖饮料会使胰岛素分泌过多、碳水化合物和脂肪代谢紊乱，引起人体内环境失调，进而多种慢性疾病，如心脑血管疾病、肥胖症、老年性白内障、龋齿、近视、佝偻病的发生。

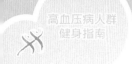

六、丰富的水果蔬菜

　　蔬菜是植物的根、茎、叶、花等部位，它们的主要营养意义是为人体提供多种维生素和矿物质，以及膳食纤维。蔬菜的含水量大多在90％以上，其蛋白质含量低于3％、脂肪的含量低于1％。除薯类和藕等少数蔬菜之外，绝大多数蔬菜中的淀粉含量都很低，属于低能量食品。蔬菜中含有除维生素D和维生素B_{12}之外的几乎所有维生素，特别富含维生素C和胡萝卜素，但B族维生素的含量不是很高。此外，绿叶蔬菜中的维生素K含量很高，其含量与绿色的深浅呈正相关。维生素D、K属于脂溶性维生素，它们不溶于水，而溶于脂肪和大部分有机溶剂，它们的存在与吸收均与脂肪有

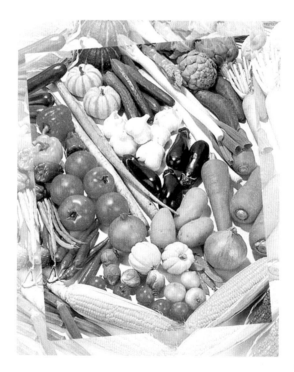

每天吃一斤蔬菜

108

关。食物中缺乏脂肪，脂溶性维生素的吸收率下降。也就是说生吃蔬菜，其中维生素D、K不容易被消化吸收。

我国居民的传统膳食中富含维生素 A和维生素B_2的动物性食品较少，身体所需的维生素 A大部分由蔬菜中的胡萝卜素转化而来，绿叶蔬菜也是膳食中维生素B_2的重要来源之一。由于我国居民的水果消费量不高，其中富含维生素C的水果也不多，因此膳食中的维生素C也主要来源于蔬菜。因此，在膳食中摄入充足的蔬菜对保证维生素的供应十分重要。

蔬菜中富含各种矿物质，包括钾、镁、钙、铁等，是矿物质的重要膳食来源，也是调节体液酸碱平衡的重要食品类别。我国人民膳食中的铁主要为非血红素铁，其吸收利用率较低，而蔬菜中含有丰富的维生素C，可以帮助铁的吸收，对保证铁的生物利用率也是很重要的。

在蔬菜中，以深绿色、嫩茎叶类蔬菜(包括花和花苔)中所含营养素最为丰富。光合作用越强、叶绿素越多的叶片，其胡萝卜素的含量也越高，每100克鲜菜中可达2～4毫克。深绿色蔬菜是胡萝卜素、维生素C、维生素B_2、钙、铁、镁等各种营养素的好来源，每100克

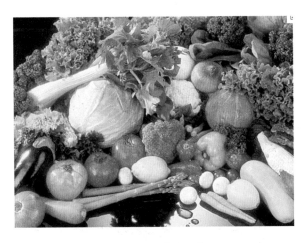

绿色叶菜营养价值高

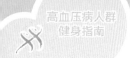
鲜菜中维生素C含量在20毫克以上，维生素B$_2$含量达0.10毫克左右。此外，橙黄色蔬菜中的胡萝卜素含量也较高，如胡萝卜、南瓜、红心甘薯等。浅色蔬菜中胡萝卜素和各种矿物质的含量较低，但其中某些品种富含维生素C，如苦瓜、白菜花、甜椒等。

　　水果是植物富含水分和糖分的果实。水果中所含的营养素与蔬菜类似，但数量和比例有一定差别。水果含水达85%以上，碳水化合物含量在10%以上，高于除薯类外的各种蔬菜。成熟水果中的碳水化合物主要是蔗糖、果糖、葡萄糖。唯有香蕉中含有一定量的淀粉，碳水化合物含量高达20%，是某些地区膳食能量的重要来源。水果中蛋白质含量多在1%以下，香蕉中含量可达1%以上，但是较谷类食品仍然低得多。

　　水果中含有维生素C和各种矿物质，但多数水果的维生素和矿物质含量远不及绿叶蔬菜。维生素 C含量较高的水果主要有鲜枣、猕猴桃、黑枣、草莓、山楂和柑橘类等，其中鲜枣和猕猴桃的维生素C含量可达每百克鲜果200毫克以上。然而，苹果、桃、梨、杏和海棠等常见水果的维生素C含量多在每百克鲜果10毫克以下，有些品种甚至低于1毫克。胡萝卜素含量较高的水果仅有芒果、枇杷、

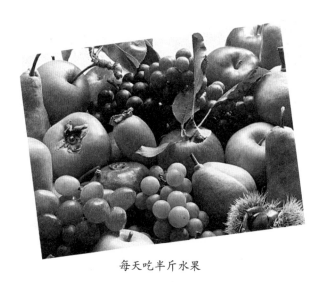

每天吃半斤水果

黄杏等少数几种。水果中的钙、铁等矿物质的含量也低于蔬菜。然而，一些野果的维生素C含量极高，如每100克酸枣中的维生素C含量可达800毫克以上。因此，水果在膳食营养素供应方面的意义远不及蔬菜。然而，水果作为一种享受性食品，在膳食中也占有一定地位。它们食用方便，口味诱人，富含果胶、有机酸、芳香物质，有增加食欲的作用。此外，水果在食用前无需烹调，所含营养素不会受损失。

七、保证膳食中钙的摄入充足

据研究报告，每日膳食钙摄入800～1000毫克，可防止血压升高。流行病学调查资料证明，每日平均摄入钙量450～500毫克的人群比摄入钙量1400～1500毫克的人群，患高血压病的危险性高出2倍。有人估计人群日均摄钙量若提高100毫克，可使收缩压平均下降2.5 mmHg（0.33kpa），舒张压平均下降1.3 mmHg（0.173kpa）。

含钙丰富的食物有牛奶、豆制品、虾皮等。含镁丰富的食物有香菇、菠菜、苋菜、豆制品、虾米、桂圆等。一些微量元素也对血压有一定的影响，如镉能升高血压，锌有拮抗镉的作用。膳食中提高锌／镉比值，有利于高血压病人降低血压。膳食中粗粮、豆类、坚果类中的锌／镉比值较高，可常食用。

八、不饮酒

高血压病人在吃药前后应禁止饮酒。饮酒本身并不可怕，适度饮酒还会改善循环，但是如果高血压病人在服用过量降压药后饮酒，那将是非常危险的。因为饮酒可使血管扩张，增强药物的降压作用，使本身因药物作用降至正常的血压降到更低，引起突发性低血压，导致晕倒、跌伤等意外情况。

其实，喝酒与高血压之间一直有很密切的关系。研究表明，每天饮酒30毫升者，其收缩压可增高4 mmHg、舒张压可增高2 mmHg，高血压的患病率为50％，每日饮酒60毫升，收缩压增高

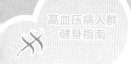
6 mmHg、舒张压增高2~4mmHg，高血压患病率为100%。饮酒还可使心率增快、血管收缩、血压升高，诱发脑出血。由于喝酒诱发脑出血的高血压病人在临床占有非常大的比例，如果病人出现酒后情绪激动，发生脑出血的可能性更大。因此，高血压病人应注意，吃降压药前后一定要杜绝饮酒，平时对待饮酒的态度也应谨慎，避免大量饮酒，尤其是烈性酒。有饮酒习惯者应严格限制酒量，一般每天白酒不宜超过50克，可以适量饮红葡萄酒。

第四节　适用于高血压病人群的食物

有一些食物对控制血压、减少心血管危险因素有利，推荐给高血压病人群。

一、谷类食物

全麦面粉、燕麦片、豌豆、蚕豆、绿豆、玉米、荞麦、黄豆及豆制品。

二、蔬菜水果类

叶菜类：芹菜、白菜、茼蒿、苋菜、汕菜、韭菜、黄花菜、荠菜、菠菜等；

根茎类：茭白、芦笋、萝卜、胡萝卜、荸荠；

瓜果、水果类：山楂、西瓜、冬瓜、西红柿、柠檬、香蕉、红枣、桑椹、茄子；

花、种子、坚果类：菊花、罗布麻、芝麻、花生、西瓜子、核桃、向日葵子、莲子心。

三、调料

醋、大蒜、葱、洋葱。

第五节　高血压病人少吃或不宜选择的食物

一、主食类

要减少精细食物的摄入量，如富强粉、精米等。

二、动物食品

高血压病人要控制富含胆固醇和动物脂肪食物，如肥肉、蛋黄、动物内脏、猪脑、鱼籽、虾、蟹黄、墨鱼、鱿鱼、全脂鲜奶、全脂奶粉、炼奶等。减少食油及富含油脂的食物摄入量，如沙拉酱、冰激凌、咖啡伴侣、各类油炸食品。

三、腌渍食品

高血压病人不宜摄入咸蛋、咸肉、咸鱼、咸菜、豆腐乳、酱油、甜面酱等腌渍食品。

四、高糖食物

高血压病人，尤其是有肥胖倾向或血糖偏高的高血压者，要少吃甜的蛋糕、甜饼、甜点心、糖果等。

五、饮品

运动饮料、汽水、罐头果汁、酒、咖啡等。

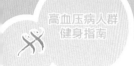

主 要 参 考 文 献

［1］中国高血压防治指南修订委员会. 中国高血压防治指南. 2005.

［2］美国运动医学学会. ACSM运动测试与运动处方指南［M］. 第
八版. 王正珍，译. 北京：人民卫生出版社，2010.

［3］王正珍. 糖尿病前期人群运动处方研究与应用［M］. 北京：北
京体育大学出版社，2010.

［4］James S.Skinner. Exercise Testing and Exercise Prescription
for Special Cases: Theoretical Basis and Clinical Application
［M］. Lippincott Williams & Wilkins, 2005.

［5］Amcrican College of Sports Medicine. ACSM's Resource
Manual for Guidelines for Exercise Testing and Prescription
［M］. Lippincott Williams & Wilkins, 2009.

［6］齐建光，杜军保. 美国儿童青少年高血压最新诊治指南［J］. 实
用儿科临床杂志，2006，21（1）：57-60.

［7］National Institute on Aging（NIH）U.S. Department of Health
and Human Services［M］. Exercise & Physical activity.2009.

［8］United States Department of Health and Human Services.2008
Physical Activity Guidelines for Americans［OL］. www.
health.gov/ paguidelines.2008.